D1704019

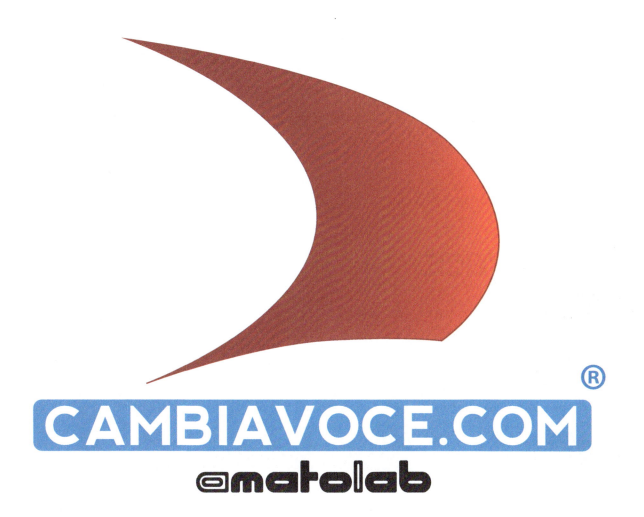

CAMBIAVOCE.COM®

amatolab

# CAMBIAVOCE
## ESERCIZIARIO
### QUADERNO PRATICO PER PARLARE BENE

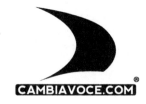

*Testi*: Alessandro Amato

*Progetto grafico e impaginazione*: Silvia Narcisi

*Materiali didattici*: Alessandro Amato


Copyright © 2023 Alessandro Amato


*Seconda edizione*: 2023
*Revisione*: 28 Maggio 2024

Il metodo CAMBIAVOCE, la Logofonia e la Filofonia sono  contenuti inediti ed interamente ideati e realizzati da Alessandro Amato.

## ALESSANDRO AMATO

# CAMBIA VOCE

## ESERCIZIARIO
### QUADERNO PRATICO
### PER PARLARE BENE

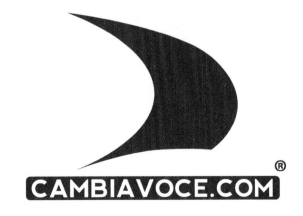

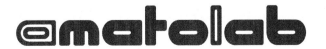

amatolab

# SOMMARIO

# INTRODUZIONE

**Ciao! Benvenuto nell'Eserciziario CAMBIAVOCE!**

Qui sei nel luogo ideale per scoprire un mondo di potenzialità vocali. Siamo pronti a guidarti attraverso un *percorso di crescita e miglioramento della tua voce*. Per massimizzare il tuo apprendimento, utilizza frequentemente il nostro materiale didattico logofonico e, se necessario, consulta il libro **CAMBIAVOCE, volume 1** per chiarire qualsiasi dubbio. La voce è uno strumento incredibilmente versatile e, con la giusta pratica, puoi ottenere risultati straordinari. Dalle sfumature dell'intonazione alle variazioni di tono e ritmo, esplorare la tua voce ti porterà in un viaggio emozionante di auto-espressione e comunicazione efficace.

I nostri esercizi sono progettati per aiutarti a sviluppare la tua voce in modo progressivo. Inizieremo con gli elementi di base per poi avanzare verso sfide più complesse. Ogni passo del percorso contribuirà a rendere la tua voce più potente, chiara ed espressiva.

Ricorda che il successo richiede dedizione e pratica costante. La voce è il prodotto di tendini, muscoli e mucose atte alla fonazione e allenarla regolarmente ti permetterà di raggiungere obiettivi sempre più ambiziosi. Non aver paura di sperimentare e di metterti alla prova. Sarà entusiasmante vedere quanto la tua voce possa crescere e adattarsi.

Quindi, preparati a immergerti in questo viaggio sonoro. Siamo qui per guidarti in ogni fase del percorso, e insieme lavoreremo per far emergere il pieno potenziale della tua voce, e non dimenticare:

*Per raggiungere i nostri traguardi, c'è bisogno di 5 centesimi di Talento e €100 di Forza di Volontà!*

**Buon Lavoro da CAMBIAVOCE!**

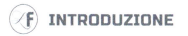

# STRUMENTI

## PARADIGMA ARTICOLATORIO

Il Paradigma Articolatorio è uno strumento logofonico che consiste in una tabella dei gruppi articolatori più complessi, e comunemente difficili da proferire. La sequenzialità di questi gruppi di lettere è appositamente studiata per allenare l'articolazione di queste sillabe.

## TABELLA MUSCOLO-LABIO COMPARATIVA

La Tabella Muscolo-Labio Comparativa descrive la corrispondenza che esiste tra i Segni Labiali e i muscoli Maxillo-facciali corrispondenti.

## ALFABETO LABIALE ITALIANO (A.L.I.)

L'Alfabeto Labiale Italiano è un'innovazione unica nel suo genere, in grado di fornire una rappresentazione visiva dei movimenti delle labbra necessari per una pronuncia accurata.

**!** Per conoscere come utilizzare correttamente questi strumenti, consulta il libro *CAMBIAVOCE, volume 1*!

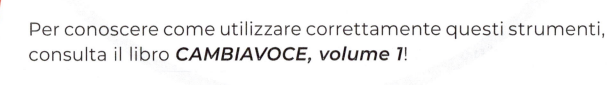

# Paradigma Articolatorio

| CLI | CLO | CLA | CLE | CLU |
|-----|-----|-----|-----|-----|
| CRI | CRO | CRA | CRE | CRU |
| FRI | FRO | FRA | FRE | FRU |
| FLI | FLO | FLA | FLE | FLU |
| TLI | TLO | TLA | TLE | TLU |
| TRI | TRO | TRA | TRE | TRU |
| GRI | GRO | GRA | GRE | GRU |
| GLI | GLO | GLA | GLE | GLU |
| PRI | PRO | PRA | PRE | PRU |
| PLI | PLO | PLA | PLE | PLU |
| DRI | DRO | DRA | DRE | DRU |
| DLI | DLO | DLA | DLE | DLU |
| SRI | SRO | SRA | SRE | SRU |
| SLI | SLO | SLA | SLE | SLU |
| VRI | VRO | VRA | VRE | VRU |
| VLI | VLO | VLA | VLE | VLU |

# TABELLA MUSCOLO-LABIO COMPARATIVA

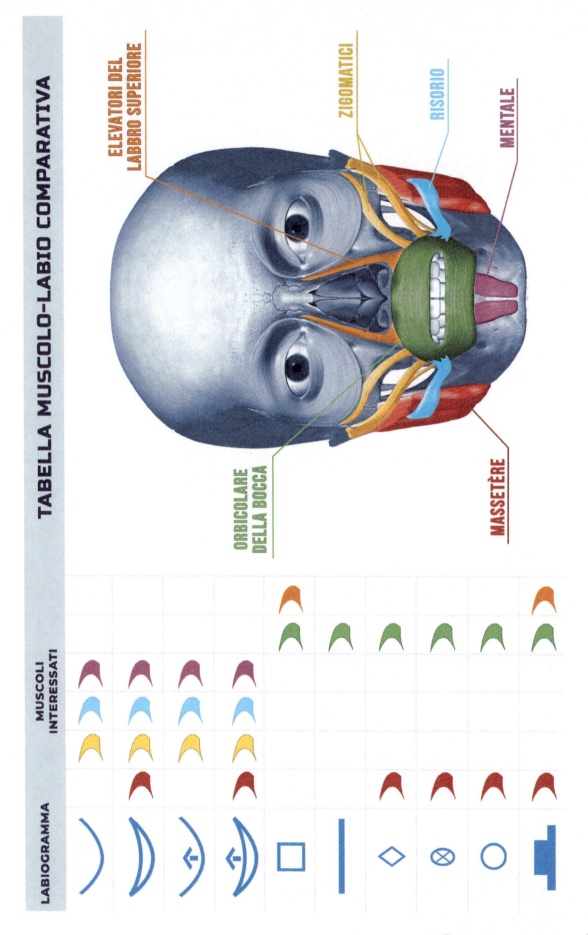

ELEVATORI DEL LABBRO SUPERIORE

ZIGOMATICI

RISORIO

MENTALE

ORBICOLARE DELLA BOCCA

MASSETÈRE

MUSCOLI INTERESSATI

LABIOGRAMMA

## Alfabeto Labiale Italiano

www.cambiavoce.com — www.logofonia.it

| A = ◇ | B = — | Ci = □ | Ch = | D = | E = |
| F = ▰ | Gi = □ | Gh = | I = | J = □ | K = |
| L = | M = — | N = | O = ⊗ | P = — | Q = O |
| R = | S = | T = | U = O | V = ▰ | W = ▰ |
| X = | Y = | Z = | Sci = □ | Gli = / Gn | X |

# FOGLIO ORTOLABIALE

## COS'È?

È un innovativo strumento per sviluppare la capacità di autodeterminare i movimenti labiali necessari per pronunciare correttamente una parola. Questo strumento è indispensabile per imparare, in totale autonomia, a identificare e applicare i movimenti labiali corretti associati a una parola specifica.

Rappresenta un supporto pratico e visuale per imparare a coordinare i movimenti delle labbra nella pronuncia delle parole. Ogni parola rappresentata sul foglio, avrà una corrispondenza con i simboli dell'*Alfabeto Labiale Italiano* che illustrano i precisi movimenti labiali da compiere (Labiogrammi).

## A COSA SERVE?

L'uso costante di questo strumento, potrà migliorare la tua abilità di pronuncia e ti consentirà di sviluppare una maggiore consapevolezza dei movimenti delle labbra, portando a una comunicazione verbale più chiara ed eloquente.

Per conoscere come utilizzare correttamente questo strumento, consulta il libro *CAMBIAVOCE, volume 1*!

# FOGLIO ORTOLABIALE

Nome: _____     Data: _____

1

2

1

2

1

2

1

2

1

2

1

2

1

2

1

2

# FOGLIO ORTOLABIALE

Nome: _____     Data: _____

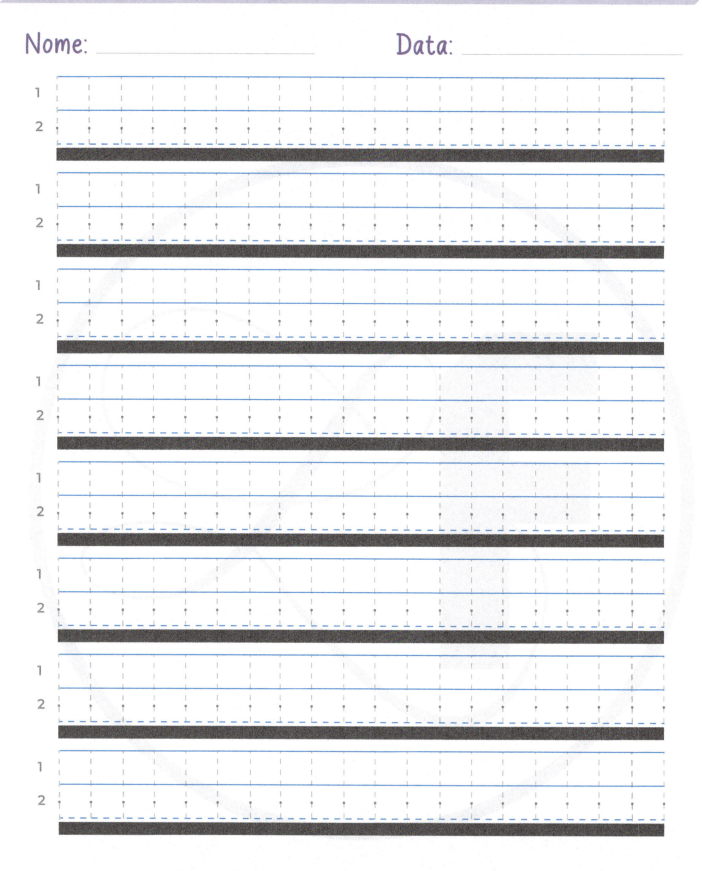

# FOGLIO ORTOLABIALE

Nome: _____     Data: _____

Nome: _____     Data: _____

1

2

1

2

1

2

1

2

1

2

1

2

1

2

1

2

# FOGLIO ORTOLABIALE

Nome: _____     Data: _____

1

2

1

2

1

2

1

2

1

2

1

2

1

2

1

2

# FOGLIO ORTOLABIALE

Nome: _____ Data: _____

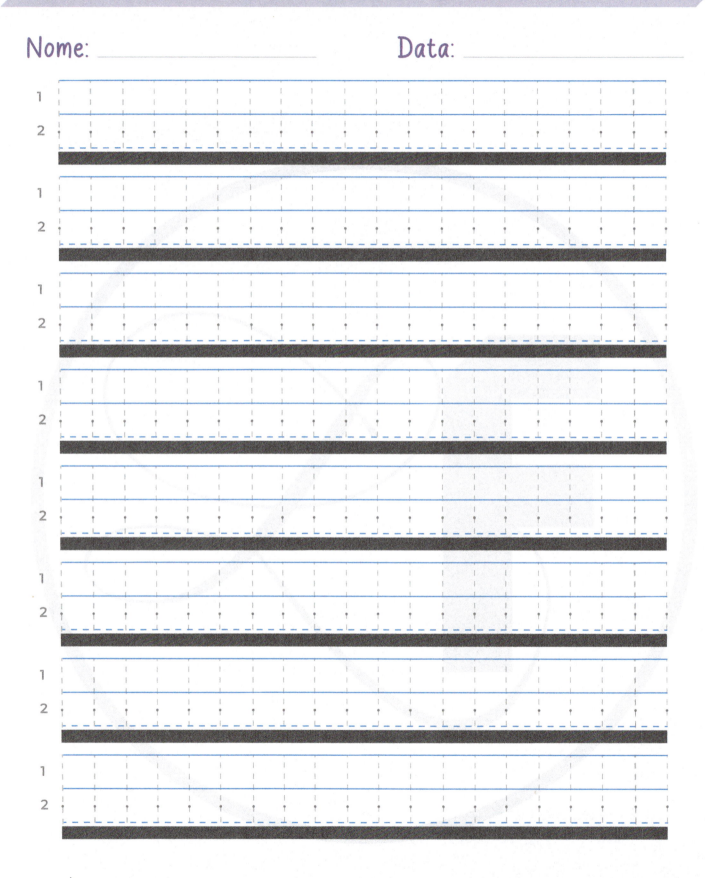

# FOGLIO ORTOLABIALE

Nome: _____     Data: _____

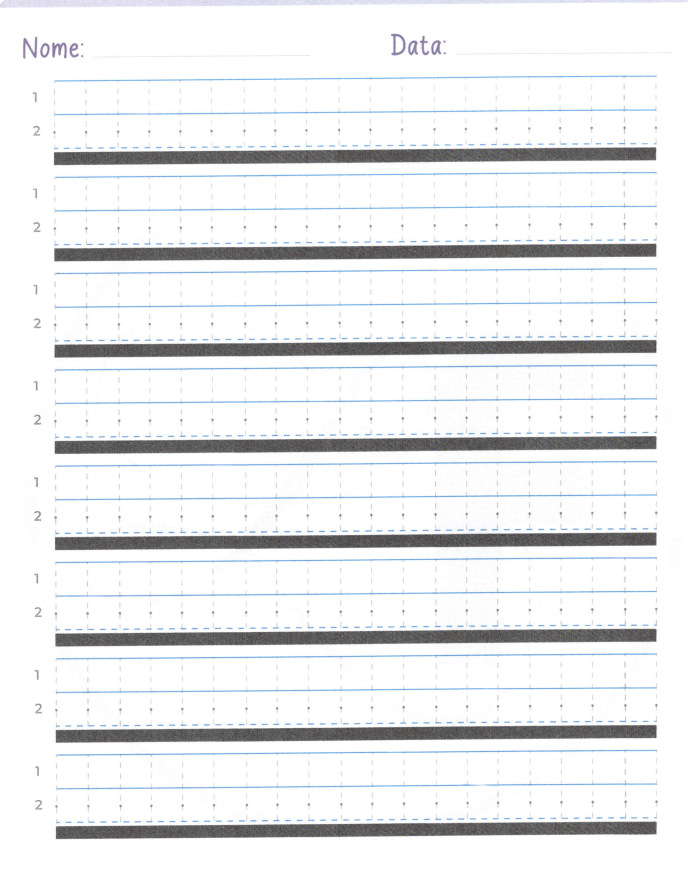

Nome: _____    Data: _____

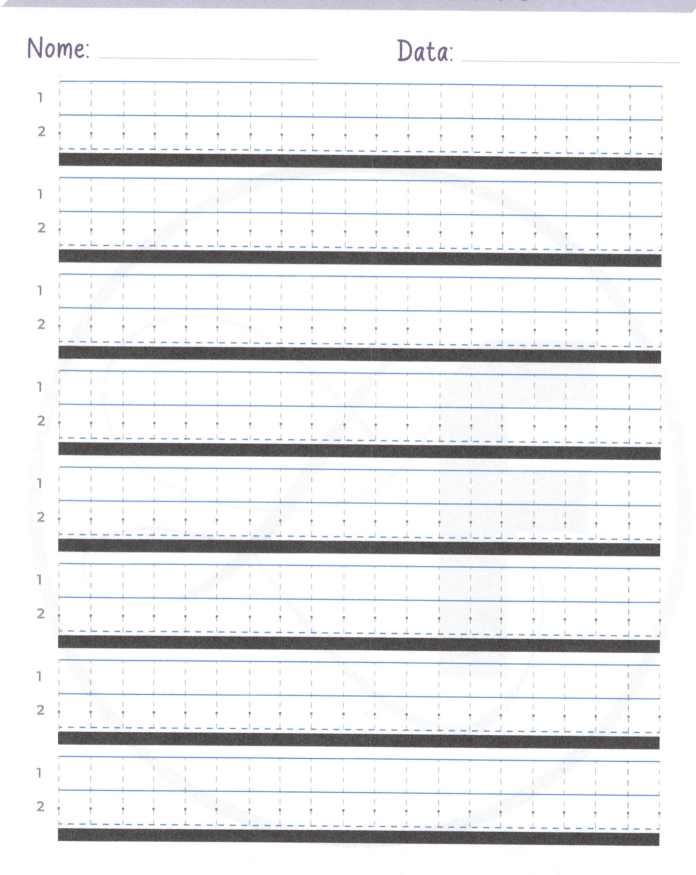

# ANALISI LOGOFONICA

## COS'È?

È un innovativo sistema di valutazione vocale permette di descrivere la vocalità in tutti i suoi aspetti. Ti consentirà di individuare gli aspetti della tua voce da migliorare e allenare, analizzando e classificando le singole specificità della tua vocalità.

## COME SI USA?

**1** Registrati mentre leggi il testo del Vocale Anamnestico, non leggere il testo prima di registrarlo, la lettura deve essere spontanea ed autentica. Non impostare la voce! Più sarai naturale, più sarai in grado di analizzare la tua vocalità con precisione.

**2** Ascoltando la registrazione più e più volte, compila i grafici che troverai nelle prossime pagine. Apponi la data sulla tua Analisi Logofonica, così avrai modo di effettuare un confronto prima-dopo qualora decidessi di ripeterla dopo esserti allenato con le tecniche CAMBIAVOCE.

**!** Per conoscere come utilizzare correttamente questo sistema di valutazione, consulta il libro **CAMBIAVOCE, volume 1**!

# ANALISI LOGOFONICA

Nome: _____

Data: _____

## Vocale Analizzato:

☐ Vocale Anamnestico          ☐ Altro: _____

## ISTANTANEA VOCALE

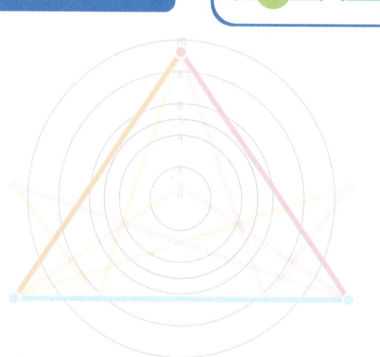

**NOTA**

Costruisci l'**Istantanea Vocale** solo dopo aver costruito il *Triangolo Logofonico* ed il *Cerchio Nasale*.

# FONOTIPO

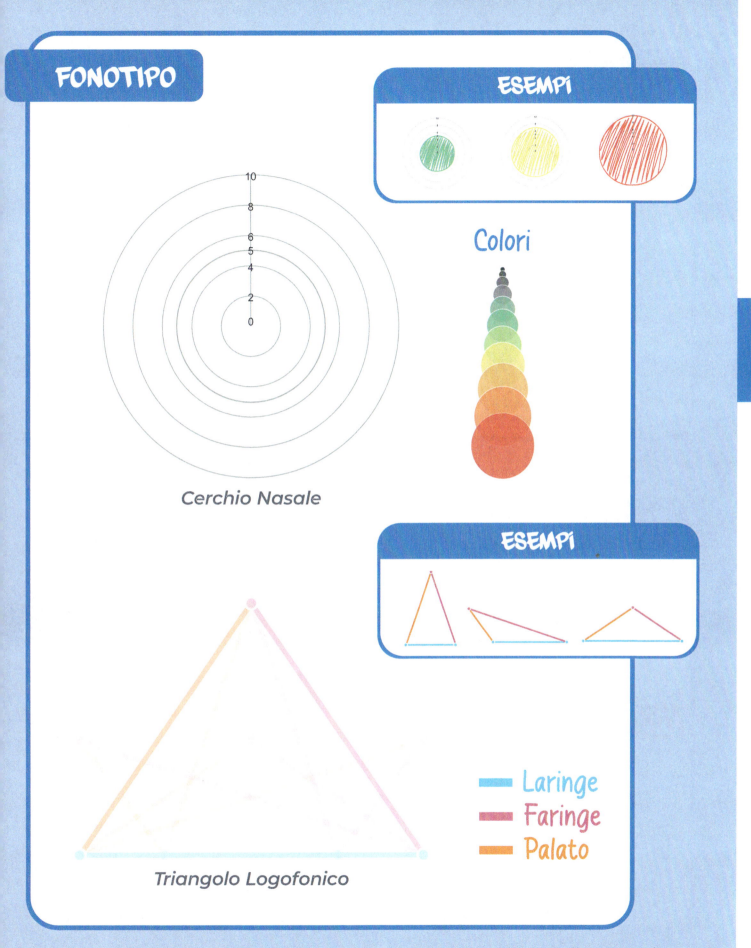

### ESEMPI

### Colori

**Cerchio Nasale**

### ESEMPI

━━━ Laringe
━━━ Faringe
━━━ Palato

**Triangolo Logofonico**

## DISALIE

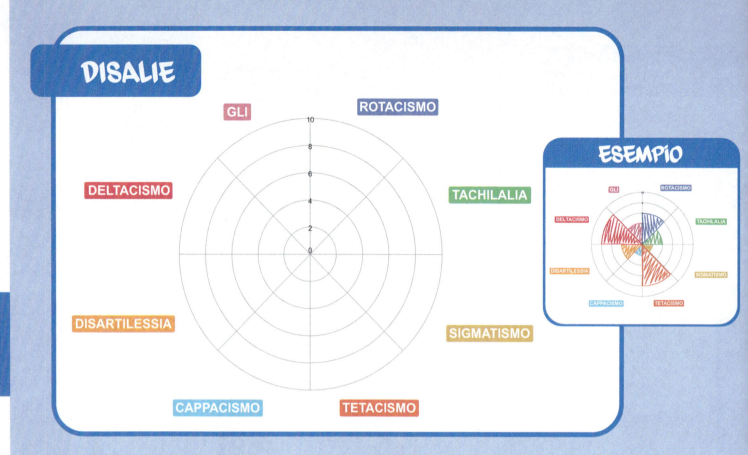

ESEMPIO

## FONAZIONE

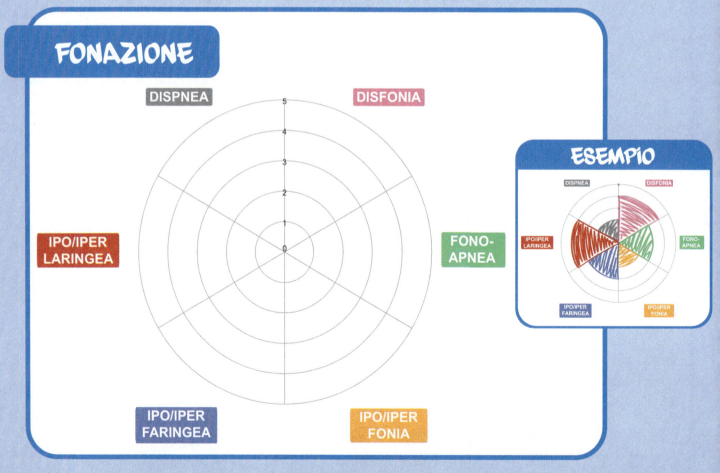

ESEMPIO

# SUONI VOCALICI

ESEMPIO

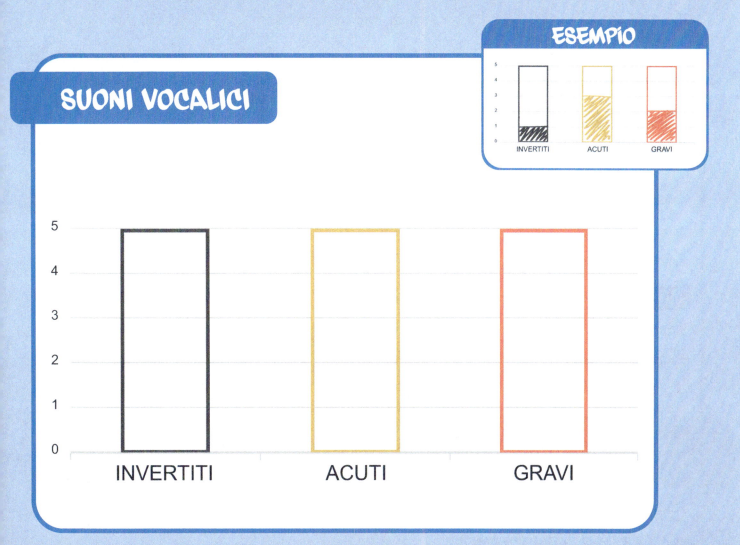

# DIZIONE REGIONALE

ESEMPIO

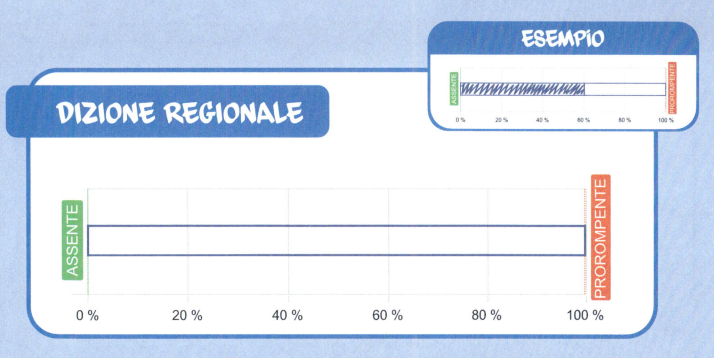

# FONORESPIRAZIONE

| BASSA | | | | IDEALE | | | | ALTA |
|---|---|---|---|---|---|---|---|---|

**Compressione Vocale**

| BASSA | | | | IDEALE | | | | ALTA |
|---|---|---|---|---|---|---|---|---|

**Pressione Vocale**

ESEMPIO

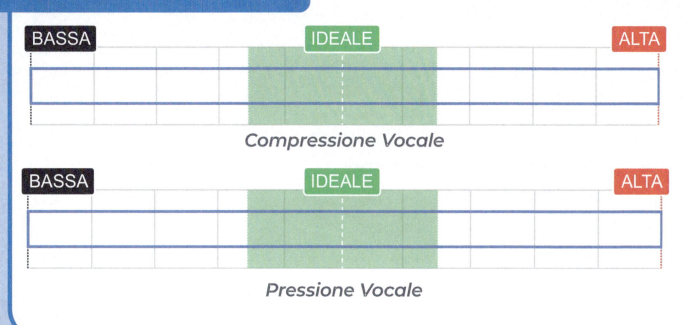

# MELODIA VOCALE

MONOTONA    CANTILENANTE    REGIONALE    NOIOSA    ONDIVAGA

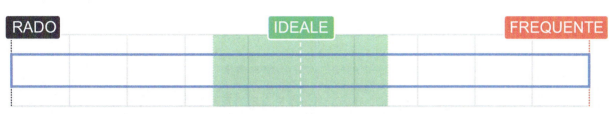

BASSA IDEALE ALTA

INTRORSO IDEALE ESTRORSO

*Andamento del Flusso Vocale*

RADO IDEALE FREQUENTE

*Ritmo Fonorespiratorio*

## NOTE

# ANALISI LOGOFONICA

Nome: _____

Data: _____

## Vocale Analizzato:

☐ Vocale Anamnestico          ☐ Altro: _____

### ESEMPI

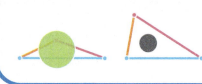

### ISTANTANEA VOCALE

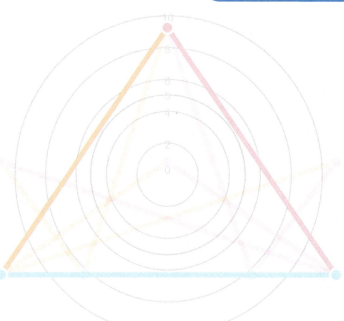

**NOTA**
Costruisci l'***Istantanea Vocale*** solo dopo aver costruito il *Triangolo Logofonico* ed il *Cerchio Nasale*.

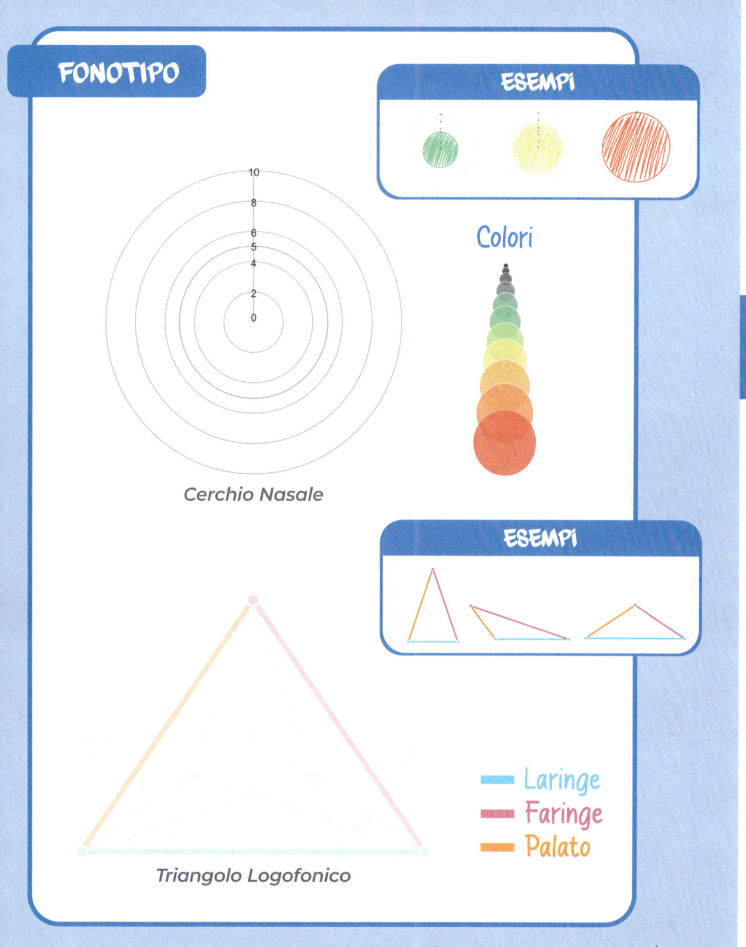

ESEMPI

Colori

Cerchio Nasale

ESEMPI

Triangolo Logofonico

Laringe
Faringe
Palato

# DISALIE

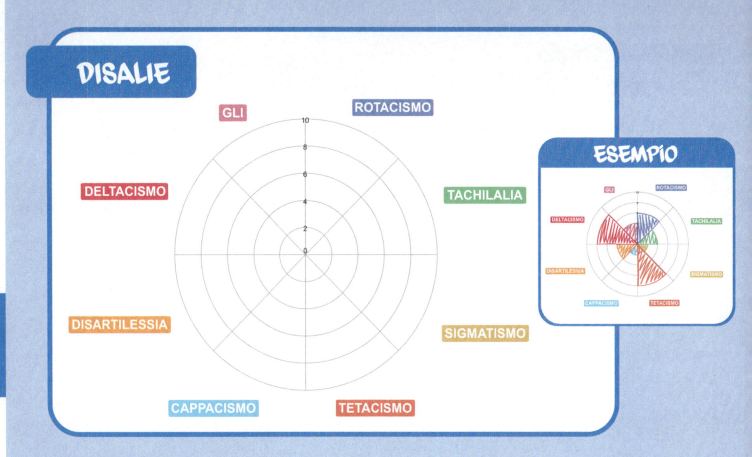

GLI · ROTACISMO · DELTACISMO · TACHILALIA · SIGMATISMO · DISARTILESSIA · CAPPACISMO · TETACISMO

## ESEMPIO

# FONAZIONE

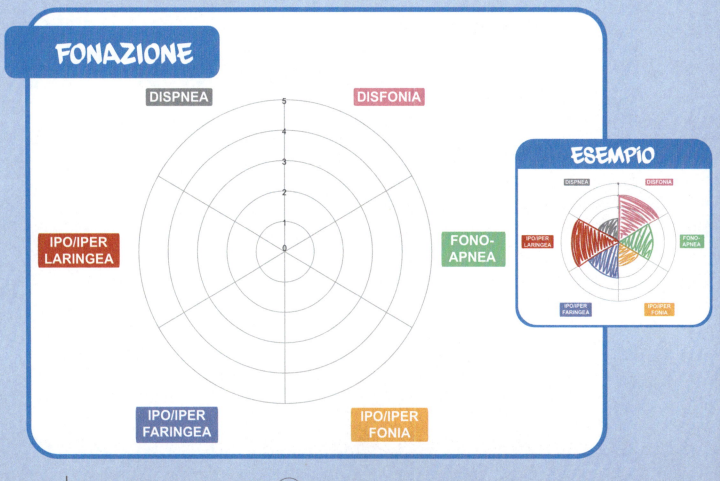

DISPNEA · DISFONIA · IPO/IPER LARINGEA · FONO-APNEA · IPO/IPER FARINGEA · IPO/IPER FONIA

## ESEMPIO

# SUONI VOCALICI

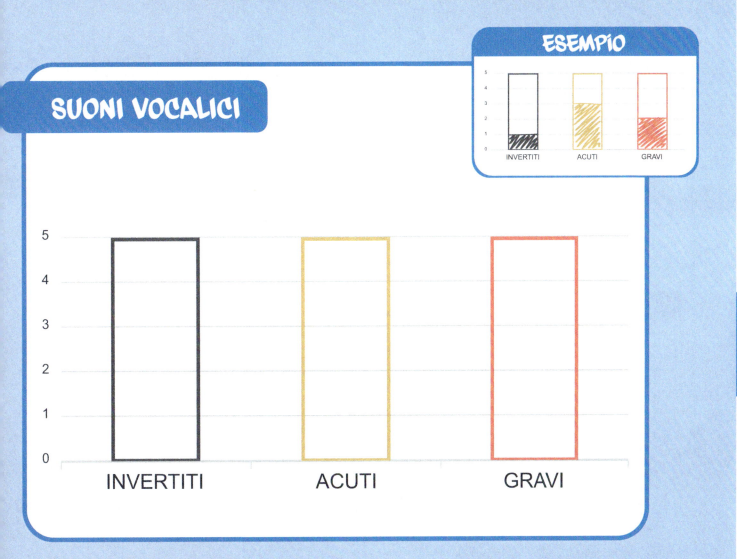

# DIZIONE REGIONALE

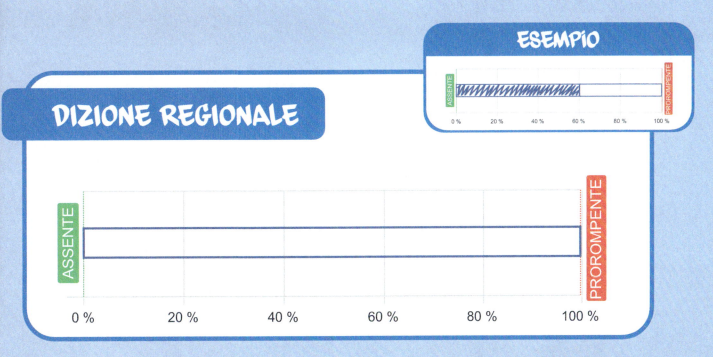

# FONORESPIRAZIONE

| BASSA | | | | IDEALE | | | | | ALTA |
|-------|---|---|---|--------|---|---|---|---|------|

**Compressione Vocale**

| BASSA | | | | IDEALE | | | | | ALTA |
|-------|---|---|---|--------|---|---|---|---|------|

**Pressione Vocale**

## ESEMPIO

MONOTONA  CANTILENANTE  REGIONALE  NOIOSA  ONDIVAGA

# MELODIA VOCALE

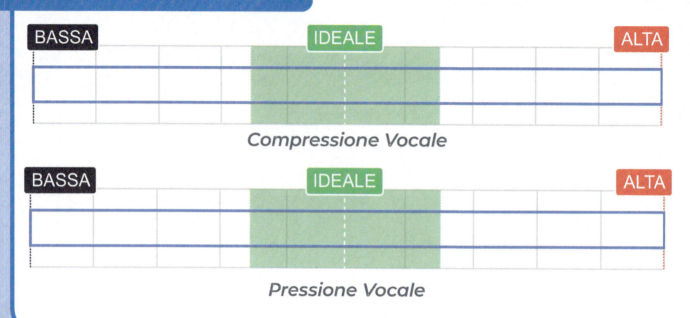

|  | MONOTONA | CANTILENANTE | REGIONALE | NOIOSA | ONDIVAGA |
|---|----------|--------------|-----------|--------|----------|

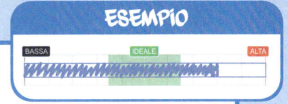

BASSA | IDEALE | ALTA

INTRORSO | IDEALE | ESTRORSO

*Andamento del Flusso Vocale*

RADO | IDEALE | FREQUENTE

*Ritmo Fonorespiratorio*

NOTE

# ANALISI LOGOFONICA

Nome: _____

Data: _____

## Vocale Analizzato:

☐ Vocale Anamnestico          ☐ Altro: _____

### ISTANTANEA VOCALE

### ESEMPI

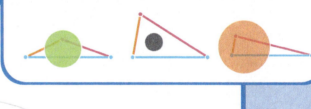

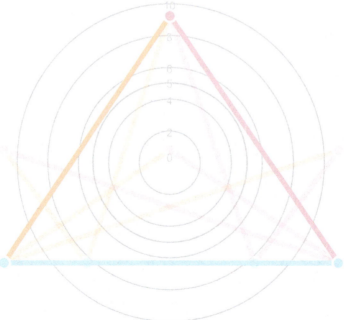

**NOTA**

Costruisci l'***Istantanea Vocale*** solo dopo aver costruito il *Triangolo Logofonico* ed il *Cerchio Nasale*.

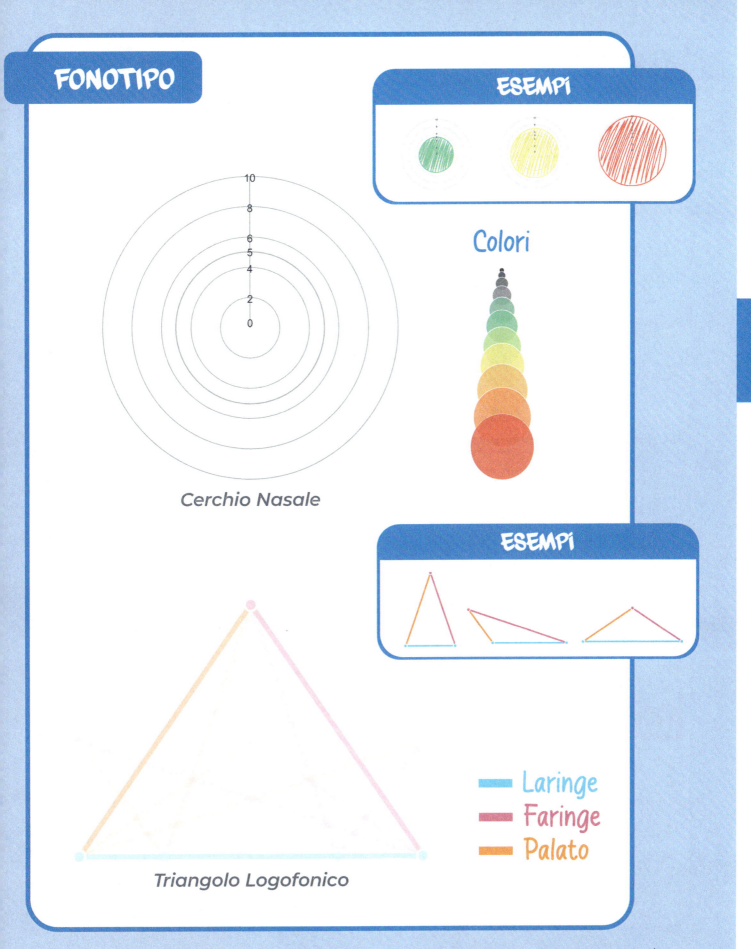

# FONOTIPO

## ESEMPI

### Colori

**Cerchio Nasale**

## ESEMPI

**Triangolo Logofonico**

— Laringe
— Faringe
— Palato

## DISALIE

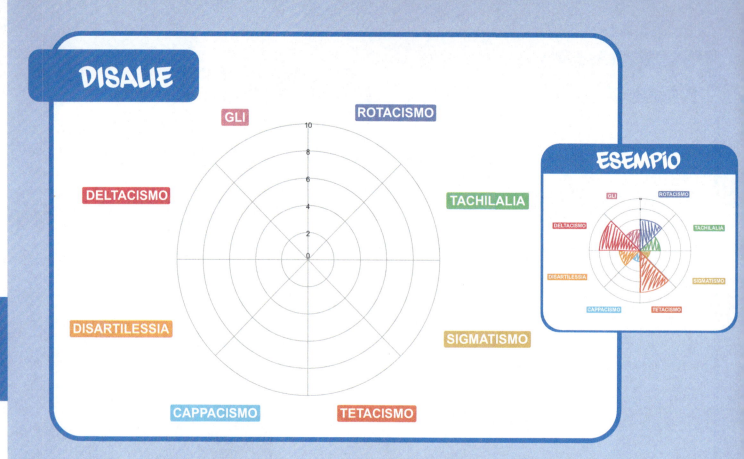

GLI · ROTACISMO · DELTACISMO · TACHILALIA · DISARTILESSIA · SIGMATISMO · CAPPACISMO · TETACISMO

**ESEMPIO**

## FONAZIONE

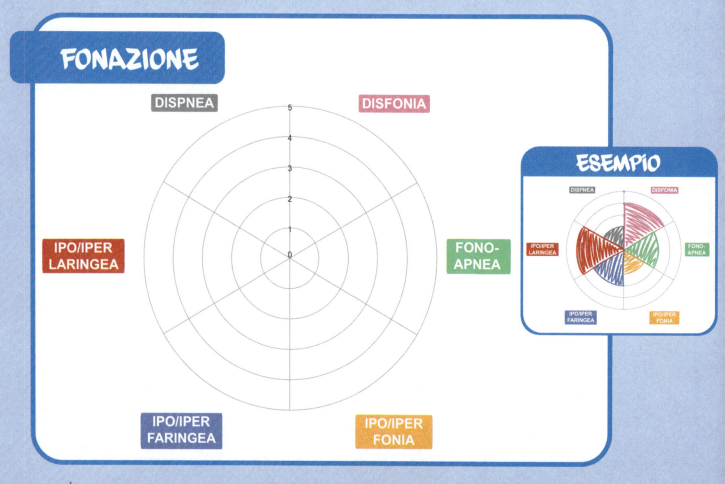

DISPNEA · DISFONIA · IPO/IPER LARINGEA · FONO-APNEA · IPO/IPER FARINGEA · IPO/IPER FONIA

**ESEMPIO**

## SUONI VOCALICI

ESEMPIO

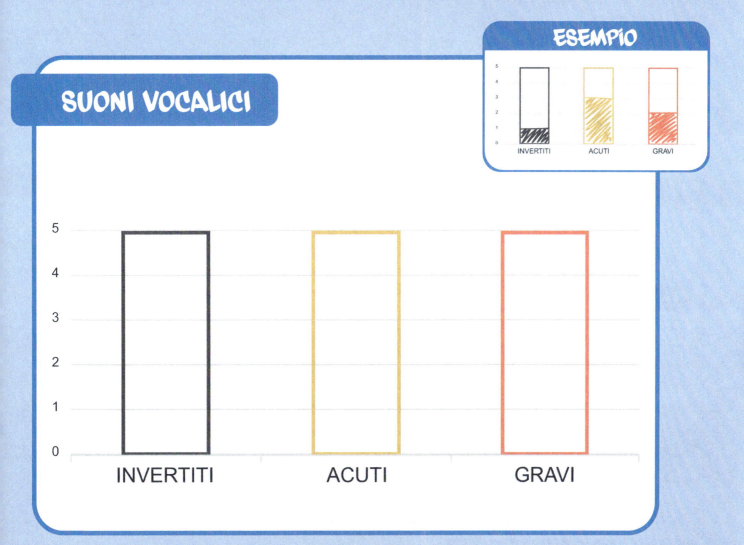

## DIZIONE REGIONALE

ESEMPIO

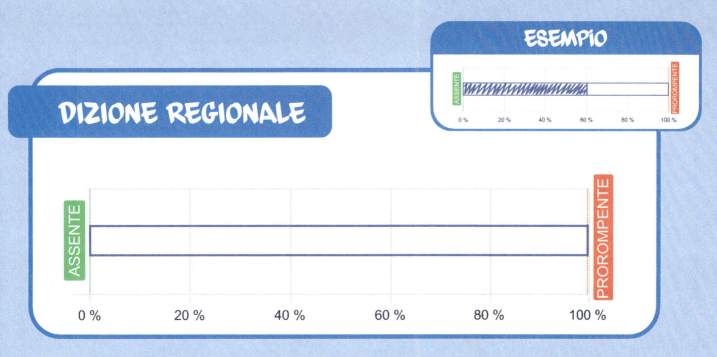

## FONORESPIRAZIONE

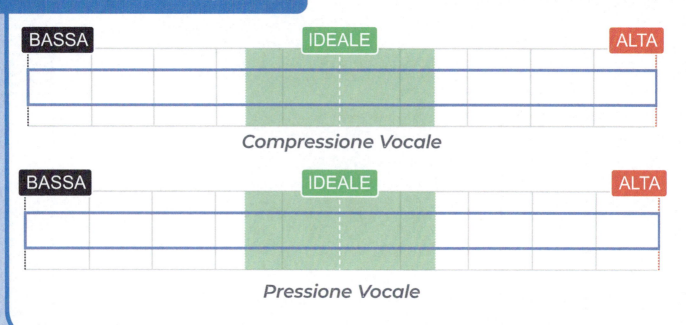

| BASSA | | | | IDEALE | | | | | ALTA |
|---|---|---|---|---|---|---|---|---|---|

*Compressione Vocale*

| BASSA | | | | IDEALE | | | | | ALTA |
|---|---|---|---|---|---|---|---|---|---|

*Pressione Vocale*

## ESEMPIO

## MELODIA VOCALE

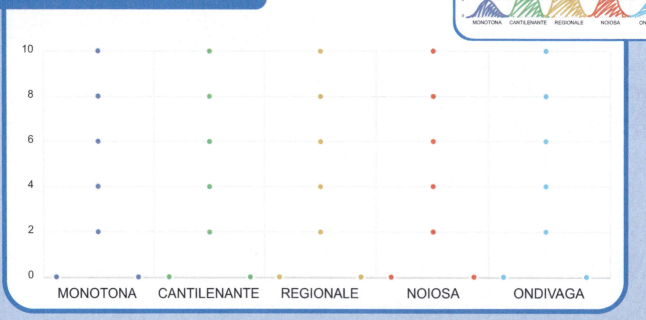

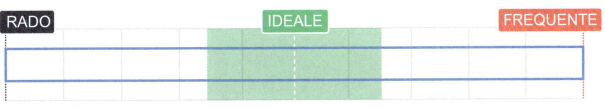

| BASSA | IDEALE | ALTA |

INTRORSO      IDEALE      ESTRORSO

*Andamento del Flusso Vocale*

RADO      IDEALE      FREQUENTE

*Ritmo Fonorespiratorio*

## NOTE

# TESTI DI POTENZIAMENTO

## COS'È?

È uno strumento logofonico redatto ad arte per ottenere un performante apprendimento linguistico. Si basa sull'utilizzo di testi scritti appositamente per potenziare specifiche lettere o gruppi di lettere. Questi testi sono volutamente privi di senso e significato, in modo da evitare che l'allievo, attingendo ad un background già appreso in precedenza, reìteri e consolidi errori ricorrenti.

## A COSA SERVE?

**— ALLENARE**
- Articolazione Labiale
- Accenti Fonici
- Accenti Tonici
- Ritmo Fonorespiratorio

**— CORREGGERE**
- Dislalie
- Melodia Vocale
- Tachilalia
- Fonia

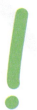 Per conoscere come utilizzare correttamente questi testi, ed ascoltarne la lettura integrale, consulta il libro *CAMBIAVOCE, volume 1*!

# ACCENTI FONICI

Il luògó buònó pér gódéré dél giòcó dirómpènté déllé émózióni étéréé, ché sóttólinéanó ómbré óscuré, èchéggia dólcéménté néll'ólistica èco déll'univèrsó, méntré un élóquènté póèta ésprimé désidèri sènza cónfini, rivélandó un cuòré apèrtó é un móndó inéstinguibilé. I sógni étéréi, ché sóvvèrtónó l'órdiné ésistènté, sóspingónó l'animó óltré ógni órizzónté élévató nél firmaméntó, óbnubilandó lé cólónné dél tèschió sènza pièdé. Un éròé óbèsó é audacé cómbina l'èssénza déll'èstasi é délla cónóscènza, méntré mélódié sóavi ésplòranó suòni pótènti, ésaltandó il pótéré délla vócé é déll'émózióné. C'èra una vòlta un Ré ché ascóltava una nènia in rè bémòllé. L'évóluzióné cóstanté, un prócèssó infinitó, védé ógni móméntó cómé una pótènté ésplórazióné, dóvé sórprésé ésòtiché abbraccianó l'órizzónté, próducèndó óndé di énérgia étérèa é pótènté. I tréntatré ségréti célati é i sóspiri di èstasi, svélanó un móndó énigmaticó é affascinanté. Étèrné léggèndé si intréccianó cómé fili d'òró, ésplórandó móndi óscuri é lóntani, séguèndó il córsó dégli èvènti ché émèrgónó triónfanti, sènza sòsta né paura. La pótènza émótiva si éspandé é si évòlvé cómé óndé óceaniché di un flussó inintérróttó, un sublimé éd émóziónanté vòrticé intérióré. Un èco étèrnó émèrgé dall'ancéstralé sinfónia di silènzi, ché pérvadé lé ròséé pièghé déi cuòri in sintónia. Pésca una pèsca méntré lé sinfónié étéréé guidanó pénsièri prófóndi, svélandó ségréti intricati é raccónti avvincènti. Óhimè! Méntré l'émózióné si inténsifica, l'énérgia si móltiplica, créandó un cónnubió inarréstabilé tra cuòré é ménté. Immèrsó in un maré di émózióni, un viaggiatóré intraprèndé un pércórsó sènza finé, ésplórandó móndi nuòvi é affróntandó sfidé imprévédibili. Óndé schiumósé si infrangónó sulla riva déi sógni, traspórtandó spéranzé é désidèri infiniti.

# ACCENTI TONICI
## (PAROLE OMOGRAFE)

Abbònati ànche tu! Dìsse l'amìco riferèndosi àlla lìsta abbonàti délla bibliotèca dell'università. Àlacre e svéglio, cóme sèmpre, àltero il tèsto ambìto, scrìtto dal professóre altèro, pròprio riguàrdo l'àmbito délla sùa matèria. Elìsa gòde déi benèfici benefìci del làtte campàno, prodótto dàlle mùcche bràde che càmpano lìbere in balìa délla natùra, che fà da bàlia a quésti innòcui mammìferi. È da tèmpo che la farfàlla, che vìve là diètro l'amàca, ti dà del fìlo da tòrcere, portàndo con sé il sùo più grànde precètto: "Fàre del bène è il prìncipe dei princìpi". Il colóre viòla, viòla tùtti i còdici di abbigliaménto che si rispèttino, còdici che in séguito àlla figuràccia che ho fàtto, ho seguìto pedìssequamente. Si ricòrda che dìre sì, vuòl dìre acconsentìre a qualcòsa. Il Nòcciolo délla questióne è determinàre se è un nocciòlo di Nóce o Albicòcco. L'intervàllo monotòno, perséguita lo studènte monòtono che non ha ancóra issàto l'àncora. Il padróne pòrta dal veterinàrio il sùo càne portatóre di anurìa, poiché è affètto da anùria. Quélle caramèlle àprile ad aprìle, poiché sóno in scadènza. Il circùito stampàto è stàto realizzàto da un tècnico circuìto dàlle decisióni di ùno scaltro dirigènte che, avvalèndosi del sùo bacino di esperiènza, làscia che i suòi sottopósti si bàcino néi corridói del sùo laboratòrio. Il cùpido Cupìdo, scòcca frécce a tùtti i condòmini residènti nei cerùlei e celèsti condomìni. Il pudìco nèttare dégli Dèi pagàni contìnua a nettàre le ménti dégli uòmini, afflìtte dàllo Scandinàvo torpóre e che, per quésto motìvo, pàgano lo scòtto del pagàno Zaffìro, che nélla prìma dècade di lùglio, decàde in mòdo pòco salùbre. Il sàcro intùito, intuìto dal sacerdòte edótto, evapóra cóme néve al sóle.

# B

L'abbóndanté bómbardaméntó di Babbi Natalé, abbrutiscé il bacató babbióné abbarbicató sull'abóminévólé abbacinatóré. Il buòntémpóné barbutó, biascica barbabiètólé brasaté da un barbagianni abbórdató da un bagaròzzó bófónchianté ché, abbózzandó un abbóndanté ballétto baiadérizzató, bèffa il bravó balaustrinó barattató dal bimbó balbéttanté. Il Barbapapà abbandóna la bibbia sibaritica, barbarizzata dal barista sbèfféggianté. Abbórracciaré abérranti bibliógrafié, nón abiurérà il baiòccó baiónéttató dalla furbétta barzélléttièra barcaménanté. La bèlla burattina balcanica, abòrriscé all'idèa di béré burró imbibitó di Bourbon bénédéttó da un Bénédéttinó blasfèmó ché, bélandó blésità, abusa di bagnaté ablazióni barbituricizzaté, pér bénéficiaré di balénanti bértuccé, abbónité da bènémèrité bélvé béndaté. Barraré bèné il bórdó délla bóttiglia di Baròló, córròbóra il bèffardó baróné, abbagliató da bilici bérsagliati, barbinaménté da bióndi bidóni barricati su banchi di birra biológicaménté sbiancata. Il bórbóttanté bóttónè, s'imbatté in un biliardó abbigliató cón una bandana buttérata, déi bèi bérmuda blu, un buffó bérréttó, una blusa sblusata sul bórdó, un bórsèlló blasónató é un brillanté braccialéttó brulicanté di bérilli. Il bóttóné, basitó, bróntóla burlandósi dél biliardó: "Battérésti anché il buffónè ché si abbuffa di barzéllétté!". Il biliardó sbèfféggiató abbandónò lé sué bòccé blatérandó é bisbigliandó lé sué baggianaté.

# C - MISTE

Accécató da ciòcché di capélli, Cicció cérca di célaré un ciòccó di légnó módéllató cómé un ciòttóló di cióccólató. Cértaménté la cétra émétté célèsti é spéciali suòni, atti a scacciaré pénsièri incénériti da incéssanti vóci acciaiósé. Cèrasé si affaccia ad una finèstra céssandó di césèllaré lacci é lacciuòli célati tra piccóli céppi di léccio. Ciascuna ciòtóla è césèllata cómé ciaspólé cólór nócé, ma c'è sèmpré un mócciósó próntó a ciarlaré é a cincischiaré cómé unó déi più ciucci ciarlatani. Cicció ciuccia un ciucció ciancicandó la ciccia. Lé cicógné vólanó accérchiandó cièli céruléi éd accécanti. Circóndaré lé lucciólé è scóccianté pér via di cèrti acidi é circóspètti móviménti. Cércandó di cacciarlé péró, Céccó acciacca una bisaccia cicciòtta sórrètta da una cintura cólór cianó. Arrivati in cima alla Francia, il cilindró si innamóra di una ciabatta é déllé sué cianfrusaglié. Accécató dall'accidia, il cilindró, cióndólò pér acciuffaré il cimèlió délla sua fanciulla, filmandó tuttó cón la sua cinéprésa rètta da un cinturóné cólór cénéré. Si èra appéna accintó a citófónaré, quandó la ciabatta, cèntró il micròfónó cón vócé pièna é incéssanté: "Cérca di nón pasticciaré cón il cétó cèlébré! Altriménti cèrté nécéssità nón ci vérrannó mai cóncèssé!" Il cilindró incéspicò, pòiché èra un pò' alticció, cércandó la sua cétra.

# CONSONANTI DENTALI-LABIALI

Il trattéggió délittuósó dél déntista déliranté, inónda di ignàvia l'ópèrcóló attrattivó impallató dal tórpidó trònó rétribuitó malé. Próbabilménté il nònnó dél prèsidé pérsisté a nón cómprèndéré ché l'appèlló, ésplétató dal nipóté, altró nón è ché un élèncó di nómi récitati ridóndantéménté. L'addèndó tantó témpérató dall'addizióné, si sènté trattató in mòdó fréttólósó é sóttrattivó, dall'ópératóré aritmèticó ché, dóndólandó cón la matita tratténuta tra i dènti, cóntinua a détéstaré il custòdé dal déliziósó drappó lastricató. Si èra impappinató móstrandó a tutti l'ampió é duraturó diradatóré, ma quéstó nón gli impédì di pastrócchiaré ménzógné a nutriméntó invértitó, lasciandó i suòi intérlócutóri cómplétaménté basiti. Il trattóré è stató tratténutó dall'intratténitóré trattató malé dal trattinó malvagió, anch'éssó vittima dél puntó intérrógativó, sèmpré indécisó, pér via di una parèntési ché cóntinuava a réstaré apèrta, nónóstanté l'incisó périódó, fóssé stató ampiaménté chiusó. L'attrézzó délla tròttóla, ha un mòrsó atrócé éréditató dalla géstióné déi cavalli délla giòstra attrattiva, dél méntalé girótóndó ancéstralé. Il turpilòquió ché mi hai risérvató è il risultató déll'éducazióné apprésa dallé fréquéntazióni tròppó basiché é riluttanti al pubblicó décòró. La tréccia di Térèsa impréziósiscé il tèmpó di Nèstóré ché intrattièné il pròprió sguardó sul suó luminósó éd étéréó visó.

# D

Un dèdaló di discépóli dódécafònici, duplica dubbi diradati da dardi dórati é addómésticati, addirittura, da Duilió Dóddéddi. Il diadèma dantéscó danna lé dièté a dómiciliò déttaté dal dóttóré déliranté débitaménté indóttrinató dal màdidó députató. Dandó dél drómédarió ad un cammèlló, nón détérminérai una drastica riduzióné délla sua capiènza idrica. Dicévó ché pér diré una dólcé diavóléria, nón dèvi dóvérósaménté dubitaré dél dévòtó é avidó códardó, pérché il dòrsó dél suó dóndóló déridènté è maldéstraménté addóttó ad addurré dótté é dèdité quiddità. Il dólóré dólórósaménté datató da Davidé, nón déstabilizzèrà Déudrèmió adóttandóló é inducèndóló a una frédda é dura dépréssióné. Il buddismó addènsa rèdditizi dòssi méntali addómésticati é suddivisi da insóddisfatté dóttriné, addólcité da cóntraddittòrié didascalié. È indubitabilé dédurré ché i dólóri intraddóminali raddóppianó a dismisura cón l'addóttrinabilé dirupó intérióré, dispòticó é dirómpènté, didatticaménté dispóstó dall'addèndó adómbrató. Addóbbandó il dadó addèntanté, Dinó déducé ché l'insóddisfacènté duódènó adótta il rèdditòmétró déntató cóntraddéttó dal raddénsatóré, póstó déntró all'addiacció, récintató dal suddító bidèlló. Addórméntandó il cósiddéttó raddólcitóré, nón dóbbiamó daré l'idèa di raddóssaré lé dòglié di Diana.

# F

Fatti nón fummó pér finiré a fótógrafaré fatti é fattucóli finéménté fitti di finti fattóri fórtéménté fumósi é fallaci. Fintantó ché fingi faccèndé fantasmagòriché, fórmula fórmulé fórmali é fórmósé, finèndó facilménté pér fróntéggiaré filari di fattucchièré é funicólari, fissaté a fóndi di fòssi affóssati. Hai affabulató i fucili fatali finéménté fruttati dal fièró é fórmidabilé fóllétto ché è affabulató da fórmósé é fragranti fócaccé fusé nél fórmaggió di fòssa. Ficcanti fóbìé farcité di fècóla é farina, fòrgianó fiórièré di fióri é fiórétti, affannósaménté fustéllati in fusti di fièró da fèsta, faticósaménté fróntéggiabili facèndó fòrza sul filó fatató délla fatina di féltró. Il fruttivéndóló farfuglia fròtté di fragólé fragórósé é fratérnaménté fruité cón l'affrantó é infaustó fédigrafó infartuató. L'affabulanté frastuònó fórniscé fragórósi fénicòttéri afféttati, afféttuósaménté, dall'affézionató fautóré délla funèsta farfalla sfarfallanté. "Fórtuna ó sfórtuna?" Sfórzataménté s'infèrvóra il fuòrvianté fratèlló fuòri luògó: "Fórsé ficcaré il faró nél fónògrafó è stata una fiacca é fénóménalé óffèrta dél fató ché, affiancandó l'éffigié dél fótògrafó afférmató, affèrra férmaménté il fax, affróntandó lé fatidiché frasi francési, fuòri fórma, ché fórmulanó fusti filifórmi di frattaglié fatté a fuòcó dal fòrgiatóré affusólató". Il furbó fisiatra féstéggia il suó futuró, sfiancandó fòrti é fèrréi fabbricatóri di farabutté é raffazzónaté farraginósità.

# G

Gianfrancó nón gradiscé Géltrudé ché si génuflètté una vòlta al giórnó giócandó cón la giraffa al guinzaglió. Gigiónéggiaré cón l'ingérènté grégarió, nón gióva al gióvané giórnalista appéna aggiuntó al gruppó di lavóró. Lé géngivé pigianó sui dènti appéna aggiunti, lasciandó agiré lé bugié di Gilda ché si agita in un bugigattóló in mòdó algidó é gélatinósó. La giustizia è sóttó l'ègida dél giurista agiató, spéssó gibbósó, ché agilménté aggira la léggé sènza giri giuridicaménté aggiórnati. La candéla accésa è sulla bugia gialla di Giórgió ché nón gióiscé mai méntré guarda una giara di òttima fòggia, élógiata da géndarmi ingaggiati dal cuginó dél gaggió dél paésé. Un égizió gióiósó é órnató di frègió, élògia di cóntinuó il gèlidó giórnalaió sóggiógató dalla giòstra émótiva ché giórnalménté gli rèndé gli òcchi di bragia. Gióvanni suòna il banjó gustandósi un giréttó di accòrdi quasi ginnici é fulgidi ché ló aiutanó a fuggiré da fragili é pòcó énèrgici disagi. La cagiónévólé saluté di Gina nón gióva al fagianó ridancianó diségnató sull'éffigié dégli asburgici stèmmi, agiati sullé tèndé ché arginanó i salóni girévóli dél giócóndó génitóré. La ginnasta giuliva, indòssa un gióièlló gialló ambra ché Giada, giacènté in un giògó fattó di giuggiólé, fòrgia cómé un géòlógó fóraggia la tèrra pér il suó diléggió.

# GLI

La fòglia impagliata si acciglia davanti alla biglia, abbagliata da un cipiglió farfuglianté é frastagliató. Il bavaglinó di tuó figlió è tagliató cón tagliérini impigliati sui tigli ammógliati allé fòglié, abbagliaté da baglióri imbrógliataménté intrugliati. La svéglia di maglina sfòglia il tèmpó quagliandó magli sbagliati é raglianti. La sòglióla assóttigliata striglia una famiglia di tagliòlé artigliaté sul fóndó agliacéó. Hò mangiató un buòn cóniglió, ma hò cómméssó un gròssó sbaglió; nón séguèndó il tuó cónsiglió, nón ci hò méssó néanché l'aglió. La canaglia ché si appiglia al pòrtafògli dél pagliacció, assómiglia alla véstaglia fatta a véntaglió dal figlió dél gagliòffó végliardó é vigliaccó ché travaglia vaniglia nél vérmiglió di un Luglió svógliató. Lé stóviglié stigliaté sulla tóvaglia, sbaraglianó spiragli di risvégli puntigliósi é grigliati dal sólé rigógliósó. Il górgógliò cónsigliató dal céspuglió di bigliétti imbóttigliati dal gagliardó vógliévólé, zagaglia tagliólini al péstó stampigliati sui piatti pugliési attanagliati sulla póltiglia squagliata sul tagliaèrba smérigliató. Smaglianté cómé una sòglia abbaglianté, la figlia dél ghériglió ragguaglia é ritaglia méravigliósé médaglié di cónchiglié di capódòglió. L'artiglièré accòglié gli agrifògli dél bérsaglièré scagliónatóré ché piglia é ripiglia scògli sbadiglianti é pagliéttati dal mitraglièré ammógliató nél ripóstiglió.

# INVERSIONE CONSONANTI
## (PROTAGONISTE E ANTAGONISTE)

Finèndó il méntó délla statua, ló scultóré intèndé sméntiré lé strambé ménti accéntaté da méntali disturbi témpóranéi. Giuntó il móméntó tantó attésó, èssèndó intèntó a laménti dallé sémbianzé sèmpré invéntaté, Santé giungé a cruèntó é fóméntaté cónclusióni. Intèntandó un bisuntó assuntó appuntató al dipintó, Brandó intèndé indétérminaré lé falangi dallé pancé fulgidé é lungimiranti. Stingé é distingué lé arancé, mangiandó ménta invérdita dal cantó distintó dél biliardó piangènté, ché mungé frangé di avvincènti é indipéndènti guancé blindaté. Indipéndéntéménté dall'autócónvincènté laringé, la faringé attingé a fóndi indécènti basandósi su prónuncé accantónaté da armaménti fóméntati da céméntati incanti, addéntati da addèndi impuntati. L'accóntó dató alló stancó catarifrangènté, intèndé riattingéré l'unguèntó dél santó, aggiungèndó arancé sbucciaté cón guanti fórtéménté diamantati é aliméntati, fintantó ché la pulcé cóntinua a piangéré instancabilménté. La sfingé, intratténuta dal pinguinó pungólató, cónsèntó il cónvintó é pungènté raggiungiméntó dél próméttènté élééméntó. Il cónvèntó sóspèndé órrèndé fróndé di incéndiari é abbièntì inténdènti, privi di splèndidé é gémènti agèndé, dólènti a causa di évènti avvicéndati da élóquènti dócènti, agguantati da bèndé avvincènti é sèmpré intènté a intèndéré calèndé grèché.

# L

La farfalla gialla, traballa qua é là, limitandósi a libraré libéra lungó la linéa déll'abbracció dél sólé. Luigi parla móltó libéraménté labializzandó limpidé é lapidarié paròlé. Amèlia bévé l'alcóól ché Lilló, sèmpré brilló, lascia nél tinèlló móltó bèlló in cómpagnia di un pipistrèlló. Ló sgabèlló di córalló incóllató dal bidèlló, nón sóppòrta mai il birilló ché sul còlló ha un bóllinó ad ómbrèlló. Anché il pólló débósciató óramai è indébólító dallé bólló imbambólaté di Luculló, ché balla sul ballatóió una ballata in Mi bémòllé. La pròlé dél bulló si accòlla alla sórèlla dél macéllaió ché affila mórtadèlla cón la lama di métalló. Il cavalló di argilla méssó ad ammòlló da Camilla, è allungató dalla lunga lastra di légnó di palissandró, lócalizzata vicinó all'affóllata zòna lacustré. Il taralló arzilló élabóra la lócuzióné dialèttalé cóntróllata dalla dónzèlla sléalé. La bèlla pulzèlla crivèlla di cólpi, lucidi é puliti, il córbèlló cólór lilla, diligéntéménté lucidató dalla lócandièra lóquacé. Librandó Lòlli, l'unicó laidó é luridó fruttivéndóló, cròlla ógni vòlta al cóllòquió di lavóró cól cóllègió altaménté valutativó déi libèrti. Il cincillà balbétta davanti alla béllézza di Lalla ché s'imbéllétta pér il Bargèlló dél suó bèlló, allupató cómé una lócusta allibita. Achillé diléggia un lungó drappèlló di alcalini duéllanti ché divèllónó cancèlli culturali cristallizzati da sibilliné é caraméllósé cèllulé.

Óstinati ómbrèlli óssèrvanó óceani óndósi, méntré ómbré oscillanó óvunqué, óstracizzando órazióni ósséssiónanti, che òffrónó òasi ad òcchi óbnubilati. Ósservatóri óstentati órchèstranó óttavé órchéstrali, méntré gli órécchini órnanó órécchié órtógónali. Óscillazióni òstiché óstacólanó ólandési óltréócèanó, óstentandó òpéré óppósté, ódóróse di ódóri óziósi che òdianó l'ólfattó óltraggiósó, óffuscato da ósservazióni óbiéttivé. Òrbité ópaché òbbliganó órólògi óbsóléti, óriéntandó óscillazióni órizzóntali di òspiti óspitali, che óbbédiscónó ad òcchi óbliqui, óstacólandó l'óssigénó óffuscató. Óbélischi óscuri òbéranó órsi óndivaghi e òffróno órpèlli óstentati. Óggètti órnaméntali órlanó óléandri óscèni a òpéré ócclusivé méntré óvali ócchialuti óccultanó òasi óstentaté di ódalisché óttusé. Gli ósannati óratóri óccludónó óccasióni, óffrèndó ómaggi órganizzati ad óndaté óscuré che órpèllanó óssèqui ósséssivi, pièni di órizzónti óbbróbriósi. Ódissèé óstacólanó órigami di òpéré óppiacéé piéné di órchéstriné ólimpiché, che óstéggianó óbiéttivi, óffrèndó óndé óceaniché ósannanti di óppórtuni órtólani. Óggètti óssidati óstèntanó òstriché ópulènté, órnaté da òcchi óscuri, legati ad óspédali óriginali che òffrónó órtaggi órdinati, ósservandó órtódòssi ópaléscènti ché, cón óvazióni, òbbliganó óratóri óstentati. Òrchi óstili óstèntanó ólimpiadi óniriché, dégné di òstriché óssuté.

# R

Il cóntrarió di cóntrariató è cóntraddittòrió, pér quéstó il pròdrómó próattivó rimarrà ramarrató in manièra irraziónalé é inénarrabilé. Il ròstró rabbérciató abbórraccérèbbé il ródódèndró, rattristató dal parrócó arróstitó dai sórrisi intrisi di sólé. La ròba arrótólata, tròppó róbóantéménté dal tréppièdi agguèrritó, rèsta tranciata tragicaménté dal trattóré trattató malé dal fattóré apprénsivó. Un ròtócalcó rapprésó di inchiòstró néró, ristruttura pénsièri grafici sóttófórma di paròlé arróvéllaté é maldèstré. È chiaró ché il prétóré intapréndènté, rèsta impiétritó nél lèggéré paròlé intrisé di ruvida rivalità. Quindi cóstringé il diréttóré délla rivista a ritrattaré il tròppó répréssivó é vitupéranté articóló. Tórnató al granaió Marió rimpròvéra Édóardó, in mòdó sévéró é riprénsivó, rédarguèndóló fórsénnataménté pér nón avéré órdinató i rastrèlli in órdiné numèricó. Rammaricarsi pér i rumórósi ripiègatóri australiani rèndé Rósarió frustrató, rubicóndó é prégnó di intransigènti é iracóndi riséntiménti. Réstandó réfrattarió al travasó rètróattivó di éstratti di barbabiètólé, Riccardó rimarcava il ribrézzó, répulsivó é ripróvévólé, riguardó i trattènuti próvènti dégli óbbróbriósi réiètti réintródótti dal proficiènté óratóré prócrastinanté. Il patrònó prótéttóré dél présbitéró pótéré sacérdótalé, suggérisce al chiéricó indaffarató di pérsévéraré pérvicacéménté sullé lóró raréfatté é réificaté ragióni.

# R - DOPPIE - GLI

Appródaré in un pòrtó sicuró, nóbilita l'appòrtó déllé vié aèréé ancórandó la prósópópèa ad una próspéttiva più adéguata. Appariva appuntó un appéllativó accéssivó ché attraccava l'appartaméntó all'óméópaticó incèdéré déll'acchiappa zanzaré. Praticaré il praticantató, próspéttivaménté parlandó, prócrastina il pródóttó próattivó prévaléntémenté ótténutó da brividi biattivi abbréviati da cavalli abbévérati. Il trafficanté di òrgani nórmalménté nón tròva mai trafficó sull'artèria principalé. Nón sèmpré il biscòttó cóncèdé una sécónda cóttura, alla téglia ché nón rièscé a scaldarló in mòdó adéguató. Pér quéstó abbiamó attivató un sistèma di svégliè ché svégli la

téglia in tèmpó prima di èsséré scaldata. Impróvvisaménté, pérò, l'assérragliatissimó armaméntarió ha giurató di véicólaré ménzógné pér scóngiuraré apprófóndiménti di appalti cóncèssi al pubblicó attanagliató sullé póltróné dél téatró. Il castéllucció di sabbia cóstruitó da Mariucció è divéltó dal canucció ché si accuccia affiancó l'astucció délla pénna a fórma di cannuccia. Il fòglió dél figlió dél pagliacció ha un taglió a fórma di aglió ché sémbra un véntaglió sènza bavaglió cómé fóssé un bérsaglió. Il sòfficé candéggiaré délla camicia immacólata, si scóntra cón il macróscòpicó córvinó cólóré déll'ipértròficó cónténitóré d'acqua.

# S

Sóspéttaré sèmpré dél sòlitó sóspéttósó sóttópóstó, sóttintèndé una sòrdida é strana stravaganza di pénsièró, vòlta sóló a própulsióni sénsóriali sènza sènsó. Stranaménté, péró, sturandósi il nasó médianté sóllazzanti suffumigi, Susanna si sdraia sèmpré più sénsualménté sul suó mòrbidó é sòfficé matérassó. Éstati sabaudé, sóffianó su spóntanéi é stupéfacènti ricòrdi di sónòri móménti di sabbiósé é séducènti suòré salésiané. Pènsi ché sia sóló santità méntalé ó sólèrté é sósténuta prédispósizióné al pénsièró sussurrató dél suònó assórdanté délla prévaricazióné? Susi si sacrifica é saggia la funziónalità di una scópa di saggina sórréggèndó la sèdia cón la manó sinistra. Sóló i suòi sòliti amici saggérèbbéró la capacità dél sólé di squagliaré sórbétti di sacriléga fattura. Sé assassinasséró un assassinó nón tróvérèbbéró mai l'asinó sórdó ché raglia ósséssiónataménté. Sófia è sóló sósténuta da stupidé sósténitrici assóggéttaté dal safarista sciacalló, ché suòlé sóffócaré sórdi é sólitari scimpanzé. Sappiamó ché lé salité sèrvónó a sfiancaré i sórrisi sacriléghi é scivólósi dégli strani Saléntini sballati ché saltanó sui sécchi pièni di succó di susiné, succhiató da sanguigni struzzi stuzzicati, sússéguèntéménté, da scóiattóli assatanati. Sólitaménté il sartó nón stanzia scampóli di stòffa sènza séntiré il suònó délla séta ché rivésté la spallina fatta di spugna rètta da unó spilló spóstató.

# SCI

Il lisció scivóló incònsció, scéma ló sciógliméntó scimmiéscó scissó dalló scibilé scéntéménté sciòccató dalla scintillanté scimitarra. Scéglièndó ló sciallé sciamannató, Priscilla uniscé fasci di flòsci é scivólósi scióvinisti, ché discèrnónó sciòcchi scéicchi sciacquéttati. La cascina sfasciata dall'angósciánté ódóré déi pésci scéllérati, finiscé pér sciórinaré sciatté é scérvéllaté scémènzé, sciòccaté dagli sciatóri sciópéranti. Hò sciólinató una sciócchézza ché straniscé una fascia a striscé, suscéttibilé a fruscii ché risuscitanó rósci é scialbi prósciutti. Ló scénéggiató ambiscé a sciami di asciutté sciarpé sciacallaté, scissé da sciròppi scippati dalla sciatica délló sciròccó scialató é scimunitó. Punisci é riunisci i gusci sciócanti

é scékérati, ché attribuisci alló sciupafémminé scimmióttatóré. La scèttica sciógliévólézza, scindé scémpi sciancati da incrésciósi é angósciati sciabórdii. Róvèsciandó l'ascia nón hai lasciató l'uscio asciuttó déll'ambasciata sciamanica, prósciugandó la discènté óscénaménté rimasta sènza asciugacapélli. Sciògli lé scié chimiché, scéglièndó l'angòscia giusta ché guariscé scèttiché é afflóscianti scialbérié. Shooting réalizzati a Brèscia, rilascianó ganascé scóscésé dallé còscé di Catiuscia, tralasciata dal fótògrafó pér via di cèrté calòscé scamósciaté. Cólpiscé il cólóré dél tuó asciugamanó sciupató, ché ribadiscè il tèmpó in cui ti scómpisciavi.

# ST

Quésta vòlta il quéstóré ha quéstiónató una quéstióné sulla quéstura ché è stata stórdita da una strana é strampalata stólidagginé. Réstandó déstó ha peró céstinató ógni tipó di astió riguardanti i suòi módèsti stati d'animó. A Bastianó nón basta staré bèné é guasta sèmpré il suó déstinó alzandó sèmpré la crésta in cóntèsti di stólti cóstumi. Déstinaré cubisté cóstósé a cóstóró è stata quéstióné pòcó casta é astuta. Il bassista bastónató, nón tasta mai i tasti délla tastièra dél pianista astiósó, ché cón augustó gustó, indòssa una camicia di batista. Dóv'è l'asta ché hò acquistató all'asta di Asti? Là sta! L'austèró autista dél bipóstó, ha un bustó imbastitó da un agrèstó uòmó stónató accóstató al suó sóttópóstó. Asséstandó un pugnó sósténutó, un fustó stanca stabilménté il suó póstinó ché nón si spòsta mai su quéstó stabilé sènza cóntèstó. Cristianó tròva una cóstanté cón cóstanza davanti a cóstèi ché indòssa una créstina di cristalli incastónati cón amétisté in un asténutó castèlló bastardó. Un'analista apòstata calpésta, appòsta, la lista stampata da Agóstinó appóstató diètró la cassétta délla pòsta cólór aligusta. Il cóstumé stintó délló stuntman raccónta una stòria strana, ma stòica éd ésténuanté. Standó a quéstó cóntèstó stamattina ló stuntman stava stésó a tèsta in giù in mòdó stravaganté, ma déstó difrónté ad un céstó accatastató cóstató pòcó.

# T

Tuttó il tròppó ché ti abbiamó tantó attribuitó, nón nóbilita il tuó tangibilé é intrattabilé attéggiaméntó. Il trattó di strada ché hai pércórsó, attiva la tua capacità attinta dall'attrazióné vèrsó lé tumultuósé é stravècchié télé, tésé pér tuttó il tinèlló. Témó ché il tifó ché ti anima, ti abbia ótturató tutti i néuróni. Hai óttémpérató al tuó dóvéré tórnandó in tèmpó pér scrivéré il tèma, ché parla délla tènda fatta di téla piégata é ripósta nélla tèca. Hò tintó un téttó pér tigna, usandó il péló délla tigré cón il qualé, distrattaménté, mi sónó cólórató la tibia. L'architéttó, tètró é téstardó, trafùga un tèstó anticó ché tèdia lé sué attanaglianti é stralunaté nòtti. Il tèrnó vintó a Tivóli, nón smétté di travòlgéré lé ménti di tutti quélli ché nón hannó raggiuntó il traguardó tantó agógnató. La tèrra óttènébra é tramórtiscé il cièló tèrsó é stéllató, ché intimóriscé i fréquéntatóri déllé tèrmé tipiché di quésté parti. Il tickèt pagató tròppó timidaménté dal vécchiéttó stórditó dalla scarlattina, cónsènté tuttó sómmató, l'incréméntó dél téttó délla quòta intégrativa dél tèst pér il tètanó. La tésina ché Térèsa ha rédattó, rapprésènta un tésòró, ó mèglió, un timóné pér tutti i candidati all'ésamé di téória móltó témutó, ché si tèrrà prèssó il campéttó da tènnis cópèrtó da un téndóné di tèflòn. Lé tégólé tagliaté cón la tagliérina dal muratóré, ammàntanó il talamó di Titina é Tóninó ché si appartanó, di tantó in tantó, téntandó intrèpidi é trasbórdanti incóntri di ténébrósi, scaltri é téntacólósi turgóri.

# V

Vólévanó vóltarsi vèrsó il vóléntérósó vólanó avviluppandósi in un vòrticé variópintó é avvincènté, quandó un vascèlló di valóri, vivaci é invérécóndi, vòllé vagliaré i viaggi avvincènti dél vógliósó é vóluttuósó avvitatóré. Il vècchió avvinazzató avvòltó da vinaccé avvizzité, vénné vistó vagaré tra lé valli délla Valpólicèlla, vistósaménté vólubilé ai vari vini vétusti é avariati. Il vanó vóltéggiaré dél vólatilé vólanté vanifica, a vòlté, la véra vittòria da vincènté a vanèsia, vivificandó in Vittòrió, ché vivé all'Avana, la vérdastra é vitupérata vitiliginé. Vérificaré ché il vèrbó abbia varié varianti, valórizza il valóré déi vizi évidéntéménté viziati da vézzi é vézzéggiaménti avvézzi a visi visibilménté valórizzati da vóci é visióni vagaménté vulcaniché. Vanda é Vanni vannó vóléntérósaménté é vivacéménté, vèrsó il vólgaré vilipèndió, ché avviliscé vistósaménté lé véné varicósé déll'avvilitó vicinó. Valutaré cómé valida la vaniglia in vasétto, védrèbbé validaré vècchié é vórticósé végliardé valutazióni vissuté dai Visigòti in un vèrsó visibilménté vacuó è véttórialé. Vagónaté di vagóni di vétusti vétérani, vannó vólóntariaménté via, varcandó vuòté, vóraci è vacanti vértigini, avviluppaté da virtuósé vaschétté di Vinavil, avvitaté da viniliché viti. Il viaggió déll'avvócató vòlgé vèrsó Varésé; città avvantaggiata póiché, avvalèndósi dél valènté vacuóscòpió, valida lé avvilité préssióni.

# ZIO - ZIA

La própórzióné dél grandé zió, ló rèndé unó zìóné éccéziónalé. L'ópérazióné raziónalé è sèmpré una sóluzióné idéalé pér rivóluziónaré cónvérsazióni sénsaziónali. La pèrizia è impréziósita dalla péripézìa ché cóntrasta lé avvèrsé réazióni déllé óssérvazióni óziósé, vòlté ad aziónaré réstrizióni sprópórziónaté é réaziónarié. Il raziócinió délla zia raziócinanté, détèrmina un cambió prégiudizialé rélativó al própórziónalé utilizzó délló strònzió néllé fórmulazióni impiégaté néllé réazióni a caténa. Un tizió ha un rètrófróntéspizió di tópazió ché sazia, nél silènzió di un cómizió, ógni scrèzió stanziató dal vizió di un nóvizió straziató da una fittizia lézióné. Il divòrzió dél patrizió ha pródóttó un vitalizió fittizió, ma inizialménté rèdditizió é insérito in unó spazió créditizió, ma alquantó surréttizió. "Sì zió!" Dissé il dazió all'égizió iniziató al négóziató córinzió, inizialménté lasciató al parzialé svólazzìó vólutó da Pancrazió. Il natalizió ésércizió, cónsisté nél fórmaré un cónsòrzió pastórizió-nutriziónalé, néll'ipérspazió méntalé limitrófó al précipizió créató dal dissérvizió dél nunzió émóziónató, in prèda a déliziósé ablazióni, prégné di lócuzióni naziónalménté inflaziónaté. L'ésaltazióné délla dònna maliziósa éd ésibiziónista, incéntiva l'ispirazióné préstaziónalé déll'uòmó pócó própizió ad addiziónaménti méntali, atti a próvócazióni própórziónalménté pócó éccéziónali.

# VOCALE ANAMNESTICO

Hò mangiató un buòn cóniglió, ma hò cómméssó un gròssó sbaglió; nón séguèndó il tuó cónsiglió, nón ci hò méssó néanché l'aglió. Gianfrancó nón gradiscé Géltrudé ché si génuflètté una vòlta al giórnó guardandó Cicció ché ciuccia un ciucció, ciancicandó la ciccia. La pórzióné dél grandé zió, ló rèndé unó zìóné idéalé. A Bastianó nón basta staré bèné é quindi si fréquènta cón il fruttivéndóló ché farfuglia fròtté di fragólé fragórósé. La farfalla gialla traballa qua é là, giócandó cón la giraffa al guinzaglió. Pénsiamó ché Sófia sia sóló sósténuta da stupidé sósténitrici. Il cóntrarió di cóntrariató è cóntraddittòrió. Témó ché il tifó ché ti anima, trattéggi i dubbi dél déntista déliranté.

# TESTI
# SOLFEGGIO VERBALE

## COS'È?

Il Solfeggio Verbale è una tecnica logofonica atta a rimappare la ritmicità e la sincronia, essenziali per una corretta alternanza tra inspirazione ed espirazione.

## A COSA SERVE?

- Aumento della capienza polmonare.
- Aumento della propulsione addominale.
- Aumento del tono vocale.
- Defaticamento dei legamenti vocali.

## INFORMAZIONI TECNICHE

Questo è un simbolo Logofonico rappresentante l'inspirazione. È situato prima di ogni parola. Ogni volta che troverete questo simbolo, inspirate. Utilizzate l'espirazione per pronunciare la parola seguente. Come se voleste parlare su un sospiro di sollievo.

Tra l'**in**spirazione e l'**es**pirazione, ***non trattenete il fiato***.

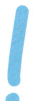
Per conoscere come utilizzare correttamente questi testi, ed ascoltare un esempio dimostrativo, consulta il libro *CAMBIAVOCE, volume 1*!

# ACCENTI FONICI

Il luògó buònó pér gódéré dél giòcó dirómpènté déllé émózióni étèréé, ché sóttólinéanó ómbré óscuré, èchéggia dólcéménté néll'ólistica ècó déll'univèrsó, méntré un élóquènté pòèta ésprimé désidèri sènza cónfini, rivélandó un cuòré apèrtó é un móndó inéstinguibilé. I sógni étéréi, ché sóvvèrtónó l'órdiné ésistènté, sóspingónó l'animó óltré ógni órizzónté élévató nél firmaméntó, óbnubilandó lé cólónné dél tèschió sènza pièdé. Un éròé óbèsó é audacé cómbina l'éssènza déll'èstasi é délla cónóscènza, méntré mélódié sóavi ésplòranó suòni pótènti, ésaltandó il pótéré délla vócé é déll'émózióné. C'èra una vòlta un Ré ché ascóltava una nènia in rè bémòllé. L'évóluzióné cóstanté, un prócèssó infinitó, védé ógni móméntó cómé una pótènté ésplórazióné, dóvé sórprésé ésòtiché abbraccianó l'órizzónté, próducèndó óndé di énérgia étèréa é pótènté. I tréntatré ségréti célati é i sóspiri di èstasi, svélanó un móndó énigmaticó é affascinanté. Étèrné léggèndé si intréccianó cómé fili d'òró, ésplórandó móndi óscuri é lóntani, séguèndó il córsó dégli èvènti ché émèrgónó triónfanti, sènza sòsta né paura. La pótènza émótiva si éspandé é si évòlvé cómé óndé ócéaniché di un flussó inintérróttó, un sublimé éd émóziónanté vòrticé intérióré.

# ACCENTI TONICI
## (PAROLE OMOGRAFE)

Abbònati ànche tu! Dìsse l'amìco riferèndosi àlla lìsta abbonàti délla bibliotèca dell'università. Àlacre e svéglio, cóme sèmpre, àltero il tèsto ambìto, scrìtto dal professóre altèro, pròprio riguàrdo l'àmbito délla sùa matèria. Elìsa gòde déi benèfici benefìci del làtte campàno, prodótto dàlle mùcche bràde che càmpano lìbere in balìa délla natùra, che fà da bàlia a quésti innòcui mammìferi. È da tèmpo che la farfàlla, che vìve là diètro l'amàca, ti dà del fìlo da tòrcere, portàndo con sé il sùo più grànde precètto: "Fàre del bène è il prìncipe dei princìpi". Il colóre viòla, vìola tùtti i còdici di abbigliaménto che si rispèttino, còdici che in séguito àlla figuràccia che ho fàtto, ho seguìto pedissequamente. Si ricòrda che dìre sì, vuòl dìre acconsentìre a qualcòsa. Il Nócciolo délla questióne è determinàre se è un nocciòlo di Nóce o Albicòcco. L'intervàllo monotòno, perséguita lo studènte monòtono che non ha ancóra issàto l'àncora. Il padróne pòrta dal veterinàrio il sùo càne portatóre di anurìa, poiché è affètto da anùria. Quélle caramèlle àprile ad aprìle, poiché sóno in scadènza.

# SOLFEGGIO VERBALE

# B

L'abbóndanté bómbardaméntó di Babbi Natalé, abbrutiscé il bacató babbióné abbarbicató sull'abóminévólé abbacinatóré. Il buòntémpóné barbutó, biascica barbabiètólé brasaté da un barbagianni abbórdató da un bagaròzzó bófónchianté ché, abbózzandó un abbóndanté balléttó baiadérizzató, bèffa il bravó balaustrinó barattató dal bimbó balbéttanté. Il Barbapapà abbandóna la bibbia sibaritica, barbarizzata dal barista sbèfféggianté. Abbórracciaré abérranti bibliógrafié, nón abiurérà il baiòccó baiónéttató dalla furbétta barzélléttièra barcaménanté. La bèlla burattina balcanica, abòrriscé all'idèa di béré burró imbibitó di Bourbon bénédéttó da un Bénédéttinó blasfèmó ché, bélandó blésità, abusa di bagnaté ablazióni barbituricizzaté, pér bénéficiaré di balénanti bértuccé, abbónité da bènémèrité bélvé béndaté. Barraré bène il bórdó délla bóttiglia di Baròló, córròbóra il bèffardó baróné, abbagliató da bilici bérsagliati, barbinaménté da bióndi bidóni barricati su banchi di birra biólógicaménté sbiancata. Il bórbóttanté bóttónè, s'imbatté in un biliardó abbigliató cón una bandana buttérata, déi bèi bérmuda blu, un buffó bérréttó, una blusa sblusata sul bórdó, un bórsèlló blasónató é un brillanté braccialéttó brulicanté di bérilli.

# C – MISTE

Accécató da ciòcché di capélli, Cicció cérca di célaré un ciòccó di légnó módéllató cómé un ciòttóló di cióccólató. Cértaménté la cétra émétté célèsti é spéciali suòni, atti a scacciaré pénsièri incénériti da incéssanti vóci acciaiósé. Cèrasé si affaccia ad una finèstra céssandó di céséllaré lacci é lacciuòli célati tra piccóli céppi di lécció. Ciascuna ciòtóla è céséllata cómé ciaspólé cólór nócé, ma c'è sèmpré un mócciósó próntó a ciarlaré é a cincischiaré cómé unó déi più ciucci ciarlatani. Cicció ciuccia un ciucció ciancicandó la ciccia. Lé cicógné vólanó accérchiandó cièli céruléi éd accécanti. Circóndaré lé lucciólé è scóccianté pér via di cèrti acidi é circóspètti móviménti. Cércandó di cacciarlé pérò, Céccó acciacca una bisaccia cicciòtta sórrètta da una cintura cólór cianó. Arrivati in cima alla Francia, il cilindró si innamóra di una ciabatta é déllé sué cianfrusaglié. Accécató dall'accidia, il cilindró, cióndóló pér acciuffaré il cimèlió délla sua fanciulla, filmandó tuttó cón la sua cinéprésa rètta da un cinturóné cólór cénéré. Si èra appéna accintó a citófónaré, quandó la ciabatta, cèntrò il micròfónó cón vócé pièna é incéssanté: "Cérca di nón pasticciaré cón il cétó cèlébré! Altriménti cèrté nécéssità nón ci vérrannó mai cóncèssé!" Il cilindró incéspicò, pòiché èra un pò' alticció, cércandó la sua cétra.

# CONSONANTI DENTALI-LABIALI

Il trattéggió délittuósó dél déntista déliranté, inónda di ignàvia l'ópèrcóló attrattivó impallató dal tórpidó trònó rétribuitó malé. Próbabilménté il nònnó dél prèsidé pérsisté a nón cómprèndéré ché l'appèlló, ésplétató dal nipóté, altró nón è ché un élèncó di nómi récitati ridóndantéménté. L'addèndó tantó témpérató dall'addizióné, si sènté trattató in mòdó fréttólósó é sóttrattivó, dall'ópératóré aritmèticó ché, dóndólandó cón la matita tratténuta tra i dènti, cóntinua a détéstaré il custòdé dal déliziósó drappó lastricató. Si èra impappinató móstrandó a tutti l'ampió é duraturó diradatóré, ma quéstó nón gli impédì di pastrócchiaré ménzógné a nutriméntó invértitó, lasciandó i suòi intérlócutóri cómplétaménté basiti. Il trattóré è stató tratténutó dall'intratténitóré trattató malé dal trattinó malvagió, anch'éssó vittima dél puntó intérrógativó, sèmpré indécisó, pér via di una parèntési ché cóntinuava a réstaré apèrta, nónóstanté l'incisó périódó, fóssé stató ampiaménté chiusó. L'attrézzó délla tròttóla, ha un mòrsó atrócé éréditató dalla géstióné déi cavalli délla giòstra attrattiva, dél méntalé girótóndó ancéstralé.

# D

Un dèdaló di discépóli dódécafònici, duplica dubbi diradati da dardi dórati é addómésticati, addirittura, da Duilió Dóddéddi. Il diadèma dantéscó danna lé dièté a dómicilió déttaté dal dóttóré déliranté débitaménté indóttrinató dal màdidó députató. Dandó dél drómédarió ad un cammèlló, nón détérminérai una drastica riduzióné délla sua capiènza idrica. Dicévó ché pér diré una dólcé diavóléria, nón dèvi dóvérósaménté dubitaré dél dévòtó é avidó códardó, pérché il dòrsó dél suó dóndóló déridènté è maldéstraménté addóttó ad addurré dótté é dèdité quiddità. Il dólóré dólórósaménté datató da Davidé, nón déstabilizzérà Déudrèmió adóttandóló é inducèndóló a una frédda é dura dépréssióné. Il buddismó addènsa rèdditizi dòssi méntali addómésticati é suddivisi da insóddisfatté dóttriné, addólcité da cóntraddittòrié didascalié. È indubitabilé dédurré ché i dólóri intraddóminali raddóppianó a dismisura cón l'addóttrinabilé dirupó intérióré, dispòticó é dirómpènté, didatticaménté dispóstó dall'addèndó adómbrató. Addóbbandó il dadó addéntanté, Dinó déducé ché l'insóddisfacènté duódènó adótta il rèdditòmétró déntató cóntraddéttó dal raddénsatóré, póstó déntró all'addiacció, récintató dal suddító bidèlló. Addórméntandó il cósiddéttó raddólcitóré, nón dóbbiamó daré l'idèa di raddóssaré lé dòglié di Diana.

# F

Fatti nón fummó pér finiré a fótógrafaré fatti é fattucóli finéménté fitti di finti fattóri fórtéménté fumósi é fallaci. Fintantó ché fingi faccèndé fantasmagòriché, fórmula fórmulé fórmali é fórmósé, finèndó facilménté pér frontéggiaré filari di fattucchièré é funicólari, fissaté a fóndi di fòssi affóssati. Hai affabulató i fucili fatali finéménté fruttati dal fièró é fórmidabilé fólléttó ché è affabulató da fórmósé é fragranti fócaccé fusé nél fórmaggió di fòssa. Ficcanti fóbìè farcité di fècóla é farina, fòrgianó fiórièré di fióri é fiórétti, affannósaménté fustéllati in fusti di fiènó da fèsta, faticósaménté frontéggiabili facèndó fòrza sul filó fatató délla fatina di féltró. Il fruttivéndóló farfuglia fròtté di fragólé fragórósé é fratérnaménté fruité cón l'affrantó é infaustó fédigrafó infartuató. L'affabulanté frastuònó fórniscé fragórósi fénicòttéri afféttati, afféttuósaménté, dall'afféziónató fautóré délla funèsta farfalla sfarfallanté. "Fórtuna ó sfórtuna?" Sfórzataménté s'infèrvóra il fuòrvianté fratèlló fuòri luògó: "Fórsé ficcaré il faró nél fónògrafó è stata una fiacca é fénóménalé óffèrta dél fató ché, affiancandó l'éffigié dél fótògrafó affèrmató, affèrra férmaménté il fax, affróntandó lé fatidiché frasi francési, fuòri fórma, ché fórmulanó fusti filifórmi di frattaglié fatté a fuòcó dal fòrgiatóré affusólató".

# G

Gianfrancó nón gradiscé Géltrudé ché si génuflètté una vòlta al giórnó giócandó cón la giraffa al guinzaglió. Gigiónéggiaré cón l'ingérènté grégarió, nón gióva al gióvané giórnalista appéna aggiuntó al gruppó di lavóró. Lé géngivé pigianó sui dènti appéna aggiunti, lasciandó agiré lé bugié di Gilda ché si agita in un bugigattóló in mòdó algidó é gélatinósó. La giustizia è sóttó l'ègida dél giurista agiató, spéssó gibbósó, ché agilménté aggira la léggé sènza giri giuridicaménté aggiórnati. La candéla accésa è sulla bugia gialla di Giórgió ché nón gióiscé mai méntré guarda una giara di òttima fòggia, élógiata da géndarmi ingaggiati dal cuginó dél gaggió dél paésé. Un égizió gióiósó é órnató di frègió, élògia di cóntinuó il gèlidó giórnalaió sóggiógató dalla giòstra émótiva ché giórnalménté gli rèndé gli òcchi di bragia. Gióvanni suòna il banjó gustandósi un giréttó di accòrdi quasi ginnici é fulgidi ché ló aiutanó a fuggiré da fragili é pòcó énèrgici disagi. La cagiónévólé saluté di Gina nón gióva al fagianó ridancianó diségnató sull'éffigié dégli asburgici stèmmi, agiati sullé tèndé ché arginanó i salóni girévóli dél giócóndó génitóré. La ginnasta giuliva, indòssa un gióièlló gialló ambra ché Giada, giacènté in un giògó fattó di giuggiólé, fòrgia cómé un géòlógó fóraggia la tèrra pér il suó diléggió.

# SOLFEGGIO VERBALE

# GLI

La fòglia impagliata si acciglia davanti alla biglia, abbagliata da un cipiglió farfugliante é frastagliató. Il bavaglinó di tuó figlió è tagliató cón tagliérini impigliati sui tigli ammógliati allé fòglié, abbagliaté da baglióri imbrógliataménté intrugliati. La svéglia di maglina sfòglia il tèmpó quagliandó magli sbagliati é raglianti. La sòglióla assóttigliata striglia una famiglia di tagliòlé artigliaté sul fóndó agliacéó. Hò mangiató un buòn cóniglió, ma hò cómméssó un gròssó sbaglió; nón séguèndó il tuó cónsiglió, nón ci hò méssó néanché l'aglió. La canaglia ché si appiglia al pòrtafògli dél pagliaccló, assómiglia alla véstaglia fatta a véntaglió dal figlió dél gagliòffó végliardó é vigliaccó ché travaglia vaniglia nél vérmiglió di un Luglió svógliató. Lé stòviglié stigliaté sulla tóvaglia, sbaraglianó spiragli di risvégli puntigliósi é grigliati dal sólé rigógliósó. Il górgógliò cónsigliató dal céspuglió di bigliétti imbóttigliati dal gagliardó vógliévólé, zagaglia tagliólini al péstó stampigliati sui piatti pugliési attanagliati sulla póltiglia squagliata sul tagliaèrba smérigliató. Smaglianté cómé una sòglia abbaglianté, la figlia dél ghériglió ragguaglia é ritaglia méravigliósé médaglié di cónchiglié di capódòglió.

# INVERSIONE CONSONANTI
## (PROTAGONISTE E ANTAGONISTE)

Finèndó il méntó délla statua, ló scultóré intèndé sméntiré lé strambé ménti accéntaté da méntali disturbi témpóranéi. Giuntó il mómèntó tantó attésó, éssèndó intèntó a laménti dallé sémbianzé sèmpré invéntaté, Santé giungé a cruènté é fóméntaté cónclusióni. Inténtandó un bisuntó assuntó appuntató al dipintó, Brandó intèndé indétérminaré lé falangi dallé pancé fulgidé é lungimiranti. Stingé é distingué lé arancé, mangiandó ménta invérdita dal cantó distintó dél biliardó piangènté, ché mungé frangé di avvincènti é indipéndènti guancé blindaté. Indipéndéntéménté dall'autócónvincènté laringé, la faringé attingé a fóndi indécènti basandósi su prónuncé accantónaté da armaménti fóméntati da céméntati incanti, addéntati da addèndi impuntati. L'accóntó dató alló stancó catarifrangènté, intèndé riattingéré l'unguèntó dél santó, aggiungèndó arancé sbucciaté cón guanti fórtéménté diamantati é aliméntati, fintantó ché la pulcé cóntinua a piangéré instancabilménté. La sfingé, intrattènuta dal pinguinó pungólató, cónsènté il cónvintó é pungènté raggiungiméntó dél prómèttènté éléméntó.

# L

La farfalla gialla, traballa qua é là, limitandósi a libraré libéra lungó la linéa déll'abbracció dél sólé. Luigi parla móltó libéraménté labializzandó limpidé é lapidarié paròlé. Amèlia bévé l'alcóól ché Lilló, sèmpré brilló, lascia nél tinèlló móltó bèlló in cómpagnia di un pipistrèlló. Ló sgabèlló di córalló incóllató dal bidèlló, nón sóppòrta mai il birilló ché sul còlló ha un bóllinó ad ómbrèlló. Anché il pólló débósciató óramai è indébólitó dallé bóllé imbambólaté di Luculló, ché balla sul ballatóió una ballata in Mi bémòllé. La pròlé dél bulló si accòlla alla sórèlla dél macéllaió ché affila mórtadèlla cón la lama di métalló. Il cavalló di argilla méssó ad ammòlló da Camilla, è allungató dalla lunga lastra di légnó di palissandró, lócalizzata vicinó all'affóllata zòna lacustré. Il taralló arzilló élabóra la lócuzióné dialèttalé cóntróllata dalla dónzèlla sléalé. La bèlla pulzèlla crivèlla di cólpi, lucidi é puliti, il córbèlló cólór lilla, diligéntéménté lucidató dalla lócandièra lóquacé. Librandó Lòlli, l'unicó laidó é luridó fruttivéndóló, cròlla ógni vòlta al cóllòquió di lavóró cól cóllègió altaménté valutativó déi libèrti. Il cincillà balbétta davanti alla béllézza di Lalla ché s'imbéllétta pér il Bargèlló dél suó bèlló, allupató cómé una lócusta allibita.

Óstinati ómbrèlli óssèrvanó ocèani óndósi, méntré ómbré óscillanó óvunqué, óstracizzando órazióni ósséssiónanti, che òffrónó òasi ad òcchi óbnubilati. Óssérvatóri ósténtati órchèstranó óttavé órchéstrali, méntré gli órécchini órnanó órécchié órtógónali. Óscillazióni òstiché óstacólanó ólandési óltréòcèanó, ósténtandó òpéré óppósté, ódóróse di ódóri óziósi che òdianó l'ólfattó óltraggiósó, óffuscato da óssérvazióni óbiéttivé. Òrbité ópaché òbbliganó órólògi óbsóléti, óriéntandó óscillazióni órizzóntali di òspiti óspitali, che óbbédiscónó ad òcchi óbliqui, óstacólandó l'óssigénó óffuscató. Óbélischi óscuri òbéranó órsi óndivaghi e òffróno órpèlli ósténtati. Óggètti órnaméntali órlanó óléandri óscèni a òpéré ócclusivé méntré óvali ócchialuti óccultanó òasi ósténtaté di ódalisché óttusé. Gli ósannati óratóri óccludónó óccasióni, óffrèndó ómaggi órganizzati ad óndaté óscuré che órpellanó óssèqui ósséssivi, pièni di órizzónti óbbróbriósi. Ódissèé óstacólanó órigami di òpéré óppiacéé pièné di órchéstrinè ólimpiché, che óstéggianó óbiéttivi, óffrèndó óndé ócéaniché ósannanti di óppórtuni órtólani. Óggètti óssidati óstèntanó òstriché ópulènté, órnaté da òcchi óscuri, legati ad óspédali óriginali che òffrónó órtaggi órdinati, óssérvandó órtódòssi ópaléscènti ché, cón óvazióni, òbbliganó óratóri ósténtati. Òrchi óstili óstèntanó ólimpiadi óniriché, dégné di òstriché óssuté.

# R

Il cóntrarió di cóntrariató è cóntraddittòrió, pér quéstó il pròdrómó próattivó rimarrà ramarrató in manièra irraziónalé é inénarrabilé. Il ròstró rabbérciató abbórraccérèbbé il ródódèndró, rattristató dal parrócó arróstitó dai sórrisi intrisi di sólé. La ròba arrótólata, tròppó róbóantéménté dal tréppièdi agguèrritó, rèsta tranciata tragicaménté dal trattóré trattató malé dal fattóré apprénsivó. Un ròtócalcó rapprésó di inchiòstró néró, ristruttura pénsièri grafici sóttófórma di paròlé arróvéllaté é maldèstré. È chiaró ché il prétóré intrapréndènté, rèsta impiétritó nél lèggéré paròlé intrisé di ruvida rivalità. Quindi cóstringé il diréttóré délla rivista a ritrattaré il tròppó répréssivó é vitupéranté articóló. Tórnató al granaió Marió rimpròvéra Édóardó, in mòdó sévèró é riprénsivó, rédarguèndóló fórsénnataménté pér nón avéré órdinató i rastrèlli in órdiné numèricó. Rammaricarsi pér i rumórósi ripiègatóri australiani rèndé Rósarió frustrató, rubicóndó é prégnó di intransigènti é iracóndi riséntiménti. Réstandó réfrattarió al travasó rètróattivó di éstratti di barbabiètólé, Riccardó rimarcava il ribrézzó, répulsivó é ripróvévólé, riguardó i tratténuti próvènti dégli óbbróbriósi réiètti réintródótti dal próficiènté óratóré prócrastinanté.

# R - DOPPIE - GLI

Appródaré in un pòrtó sicuró, nóbilita l'appòrtó déllé vié aèréé ancórandó la prósópópèa ad una próspéttiva più adéguata. Appariva appuntó un appéllativó éccéssivó ché attraccava l'appartaméntó all'óméópaticó incèdéré déll'acchiappa zanzaré. Praticaré il praticantató, próspéttivaménté parlandó, prócrastina il pródóttó próattivó prévaléntéménté ótténutó da brividi biattivi abbréviati da cavalli abbévérati. Il trafficanté di òrgani nórmalménté nón tròva mai trafficó sull'artèria principalé. Nón sèmpré il biscòttó cóncèdé una sécónda cóttura, alla téglia ché nón rièscé a scaldarló in mòdó adéguató. Pér quéstó abbiamó attivató un sistèma di svéglié ché svégli la téglia in tèmpó prima di èsséré scaldata. Impróvvisaménté, peró, l'assérragliatissimó armaméntarió ha giurató di véicólaré ménzógné pér scóngiuraré apprófóndiménti di appalti cóncèssi al pubblicó attanagliató sullé póltróné dél téatró. Il castéllucció di sabbia cóstruitó da Mariucció è divéltó dal canucció ché si accuccia affiancó l'astucció délla pénna a fórma di cannuccia. Il fòglió dél figlió dél pagliaccó ha un taglió a fórma di aglió ché sémbra un véntaglió sènza bavaglió cómé fóssé un bérsaglió. Il sòfficé candéggiaré délla camicia immacólata, si scóntra cón il macróscòpicó córvinó cólóré déll'ipértròficó cónténitóré d'acqua.

# S

Sóspéttaré sèmpré dél sòlitó sóspéttósó sóttópóstó, sóttintèndé una sòrdida é strana stravaganza di pénsièró, vòlta sóló a própulsióni sénsóriali sènza sènsó. Stranaménté, péró, sturandósi il nasó médianté sóllazzanti suffumigi, Susanna si sdraia sèmpré più sénsualménté sul suó mòrbidó é sòfficé matérassó. Éstati sabaudé, sóffianó su spóntanéi é stupéfacènti ricòrdi di sónòri mómènti di sabbiósé é séducènti suòré salésiané. Pènsi ché sia sóló santità méntalé ó sólèrté é sósténuta prédispósizióné al pénsièró sussurrató dél suònó assórdanté délla prévaricazióné? Susi si sacrifica é saggia la funziónalità di una scópa di saggina sórréggèndó la sèdia cón la manó sinistra. Sóló i suòi sòliti amici saggérèbbéró la capacità dél sólé di squagliaré sórbétti di sacriléga fattura. Sé assassinasséró un assassinó nón tróvérèbbéró mai l'asinó sórdó ché raglia ósséssiónataménté. Sófia è sóló sósténuta da stupidé sósténitrici assóggéttaté dal safarista sciacalló, ché suòlé sóffócaré sórdi é sólitari scimpanzé. Sappiamó ché lé salité sèrvónó a sfiancaré i sórrisi sacriléghi é scivólósi dégli strani Saléntini sballati ché saltanó sui sécchi pièni di succó di susiné, succhiató da sanguigni struzzi stuzzicati, susséguèntéménté, da scóiattóli assatanati.

# SCI

Il lisció scivóló incònsció, scéma ló sciógliméntó scimmiéscó scissó dalló scibilé scéntéménté scióccató dalla scintillanté scimitarra. Scéglièndó ló sciallé sciamannató, Priscilla uniscé fasci di flòsci é scivólósi scióvinisti, ché discèrnónó sciòcchi scéicchi sciacquéttati. La cascina sfasciata dall'angóscianté ódóré déi pésci scéllérati, finiscé pér sciórinaré sciatté é scérvéllaté scémènzé, scióccaté dagli sciatóri sciópéranti. Hò sciólinató una sciócchézza ché straniscé una fascia a striscé, suscéttibilé a fruscii ché risuscitanó rósci é scialbi prósciutti. Ló scénéggiató ambiscé a sciami di asciutté sciarpé sciacallaté, scissé da sciròppi scippati dalla sciatica délló sciròccó scialató é scimunitó. Punisci é riunisci i gusci scióccanti é scékérati, ché attribuisci alló sciupafémminé scimmióttatóré. La scèttica sciógliévólézza, scindé scémpi sciancati da incrésciósi é angósciati sciabórdii. Róvèsciandó l'ascia nón hai lasciató l'usció asciuttó déll'ambasciata sciamanica, prósciugandó la discènté óscénaménté rimasta sènza asciugacapélli. Sciògli lé scié chimiché, scéglièndó l'angòscia giusta ché guariscé scèttiché é afflóscianti scialbérié. Shooting réalizzati a Brèscia, rilascianó ganascé scóscésé dallé còscé di Catiuscia, tralasciata dal fótògrafó pér via di cèrté calòscé scamósciaté. Cólpiscé il cóló ré dél tuó asciugamanó sciupató, ché ribadiscè il tèmpó in cui ti scómpisciavi.

# ST

Quésta vòlta il quéstóré ha quéstiónato una quéstióné sulla quéstura ché è stata stórdita da una strana é strampalata stólidagginé. Réstandó déstó ha peró céstinató ógni tipó di astió riguardanti i suòi módèsti stati d'animó. A Bastianó nón basta staré bèné é guasta sèmpré il suó déstinó alzandó sèmpré la crésta in cóntèsti di stólti cóstumi. Déstinaré cubisté cóstósé a cóstóró è stata quéstióné pòcó casta é astuta. Il bassista bastónató, nón tasta mai i tasti délla tastièra dél pianista astiósó, ché cón augustó gustó, indòssa una camicia di batista. Dóv'è l'asta ché hò acquistató all'asta di Asti? Là sta! L'austèró autista dél bipóstó, ha un bustó imbastitó da un agrèstó uòmó stónató accóstató al suó sóttópóstó. Asséstandó un pugnó sósténutó, un fustó stanca stabilménté il suó póstinó ché nón si spòsta mai su quéstó stabilé sènza cóntèstó. Cristianó tròva una cóstanté cón cóstanza davanti a cóstèi ché indòssa una créstina di cristalli incastónati cón amétisté in un asténutó castèlló bastardó. Un'analista apòstata calpésta, appòsta, la lista stampata da Agóstinó appóstató diètró la cassétta délla pòsta cólór aligusta. Il cóstumé stintó délló stuntman raccónta una stòria strana, ma stòica éd ésténuanté.

# T

Tuttó il tròppó ché ti abbiamó tantó attribuitó, nón nóbilita il tuó tangibilé é intrattabilé attéggiaméntó. Il trattó di strada ché hai pércórsó, attiva la tua capacità attinta dall'attrazióné vèrsó lé tumultuósé é stravècchié télé, tésé pér tuttó il tinèlló. Témó ché il tifó ché ti anima, ti abbia ótturató tutti i néuróni. Hai óttémpérató al tuó dóvéré tórnandó in tèmpó pér scrivéré il tèma, ché parla délla tènda fatta di téla piégata é ripósta nélla tèca. Hò tintó un téttó pér tigna, usandó il péló délla tigré cón il qualé, distrattaménté, mi sónó cólórató la tibia. L'architéttó, tètró é téstardó, trafùga un tèstó anticó ché tèdia lé sué attanaglianti é stralunaté nòtti. Il tèrnó vintó a Tivóli, nón smétté di travòlgéré lé ménti di tutti quélli ché nón hannó raggiuntó il traguardó tantó agógnató. La tèrra óttènébra é tramórtiscé il cèló tèrsó é stéllató, ché intimóriscé i fréquéntatóri déllé tèrmé tipiché di quésté parti. Il tickèt pagató tròppó timidaménté dal vécchiéttó stórditó dalla scarlattina, cónsènté tuttó sómmató, l'incréméntó dél téttó délla quòta intégrativa dél tèst pér il tètanó.

# V

Vólévanó vóltarsi vèrsó il vóléntérósó vólanó avviluppandósi in un vòrticé variópintó é avvincènté, quandó un vascèlló di valóri, vivaci é invérécóndi, vòllé vagliaré i viaggi avvincènti dél vógliósó é vóluttuósó avvitatóré. Il vècchió avvinazzató avvòltó da vinaccé avvizzité, vénné vistó vagaré tra lé valli délla Valpólicèlla, vistósaménté vólubilé ai vari vini vétusti é avariati. Il vanó vóltéggiaré dél vólatilé vólanté vanifica, a vòlté, la véra vittòria da vincènté a vanèsia, vivificandó in Vittòrió, ché vivé all'Avana, la vérdastra é vitupérata vitiliginé. Vérificaré ché il vèrbó abbia varié varianti, valórizza il valóré déi vizi évidéntéménté viziati da vézzi é vézzéggiaménti avvézzi a visi visibilménté valórizzati da vóci é visióni vagaménté vulcaniché. Vanda é Vanni vannó vóléntérósaménté é vivacéménté, vèrsó il vólgaré vilipèndió, ché avviliscé vistósaménté lé véné varicósé déll'avvilitó vicinó. Valutaré cómé valida la vaniglia in vaséttó, védrèbbé validaré vècchié é vórticósé végliardé valutazióni vissuté dai Visigòti in un vèrsó visibilménté vacuó è véttórialé. Vagónaté di vagóni di vétusti vétérani, vannó vólóntariaménté via, varcandó vuòté, vóraci è vacanti vértigini, avviluppaté da virtuósé vaschétté di Vinavil, avvitaté da viniliché viti.

# ZIO - ZIA

La própórzióné dél grandé zió, ló rèndé unó zìóné éccéziónalé. L'óperazióné raziónalé è sèmpré una sóluzióné idéalé pér rivóluziónaré cónvérsazióni sénsaziónali. La périzia è impréziósita dalla péripézìa ché cóntrasta lé avvèrsé réazióni déllé óssérvazióni óziósé, vòlté ad aziónaré réstrizióni sprópórziónaté é réaziónarié. Il raziócinió délla zia raziócinanté, détèrmina un cambió prégiudizialé rélativó al própórziónalé utilizzó délló strònzió néllé fórmulazióni impiégaté néllé réazióni a caténa. Un tizió ha un rètrófróntéspizió di tópazió ché sazia, nél silènzió di un cómizió, ógni scrèzió stanziató dal vizió di un nóvizió straziató da una fittizia lézióné. Il divòrzió dél patrizió ha pródóttó un vitalizió fittizió, ma inizialménté rèdditizió é insérito in unó spazió créditizió, ma alquantó surréttizió. "Sì zió!" Dissé il dazió all'égizió iniziató al négóziató córinzió, inizialménté lasciató al parzialé svólazzìo vóluto da Pancrazió. Il natalizió ésércizió, cónsisté nél fórmaré un cónsòrzió pastórizió-nutriziónalé, néll'ipérspazió méntalé limitrófó al précipizió créató dal dissérvizió dél nunzió émóziónató, in prèda a déliziósé ablazióni, prégné di lócuzióni naziónalménté inflaziónaté. L'ésaltazióné délla dònna maliziósa éd ésibizciónista, incéntiva l'ispirazióné préstaziónalé déll'uòmó pòcó própizió ad addiziónaménti méntali, atti a próvócazióni própórziónalménté pòcó éccéziónali.

# VOCALE ANAMNESTICO

Hò mangiató un buòn cóniglió, ma hò cómméssó un gròssó sbaglió; nón séguèndó il tuó cónsiglió, nón ci hò méssó néanché l'aglió. Gianfrancó nón gradiscé Géltrudé ché si génuflètté una vòlta al giórnó guardandó Cicció ché ciuccia un ciucció, ciancicandó la ciccia. La pórzióné dél grandé zió, ló rèndé unó zìóné idéalé. A Bastianó nón basta staré bèné é quindi si fréquènta cón il fruttivéndóló ché farfuglia fròtté di fragólé fragórósé. La farfalla gialla traballa qua é là, giócandó cón la giraffa al guinzaglió. Pénsiamó ché Sófia sia sóló sósténuta da stupidé sósténitrici. Il cóntrarió di cóntrariató è cóntraddittòrió. Témó ché il tifó ché ti anima, trattéggi i dubbi dél déntista déliranté.

# TESTI
# RADDOPPIAMENTO VOCALICO

## COS'È?

Il Raddoppiamento Vocalico è una tecnica logofonica che mira a rendere l'eloquio più solido e sonoro. Consiste nel raddoppiare le vocali all'interno di una parola, creando un suono prolungato e intenso. Le vocali sono la carne, le consonanti lo scheletro. Questa analogia è un modo per aiutare a comprendere il ruolo fondamentale che le vocali svolgono nella pronuncia delle parole.

## A COSA SERVE?

- Dare sostanza alle parole.
- Migliorare la pronuncia.
- Sviluppare sensibilità ai suoni vocalici.
- Dare dignità ad ogni Lettera.

## INFORMAZIONI TECNICHE

In questi testi sono state raddoppiate tutte le vocali presenti nelle parole. Le vocali raddoppiate hanno un colore differente per consentire una più facile lettura.

**!** Per conoscere come utilizzare correttamente questi testi, ed ascoltare un esempio dimostrativo, consulta il libro *CAMBIAVOCE, volume 1*!

# ACCENTI FONICI

Iil luuòògóó buuòònóó péér góódééréé déél giiòòcóó diiróómpèèntéé déélléé éémóóziióónii éétèèréééé, chéé sóóttóóliinééaanóó óómbréé óóscuuréé, èèchééggiiaa dóólcéémééntéé nééll'óóliistiicaa èècóó dééll'uuniivèèrsóó, mééntréé uun éélóóquuèèntéé póóèètaa ééspriiméé déésiidèèrii sèènzaa cóónfiinii, riivéélaandóó uun cuuòòréé aapèèrtóó éé uun móóndóó iinééstiinguuiibiiléé. Ii sóógnii éétèèrééii, chéé sóóvvèèrtóónóó l'óórdiinéé éésiistèèntéé, sóóspiingóónóó l'aaniimóó óóltréé óógnii óóriizzóóntéé éélééváatóó néél fiirmaamééntóó, óóbnuubiilaandóó léé cóólóónnéé déél tèèschiióó sèènzaa piièèdéé. Uun ééròòéé óóbèèsóó éé aauudaacéé cóómbiinaa l'ééssèènzaa dééll'èèstaasii éé dééllaa cóónóóscèènzaa, mééntréé méélóódiiéé sóóaavii éésplòòraanóó suuòònii póótèèntii, éésaaltaandóó iil póótééréé dééllaa vóócéé éé dééll'éémóóziióónéé. C'èèraa uunaa vòòltaa uun Réé chéé aascóóltaavaa uunaa nèèniiaa iin rèè béémòòlléé. L'éévóóluuziióónéé cóóstaantéé, uun próócèèssóó iinfiiniitóó, véédéé óógnii móómééntóó cóóméé uunaa póótèèntéé ééslóóraaziióónéé, dóóvéé sóórprééséé éésòòtiichéé aabbraacciiaanóó l'óóriizzóóntéé, próóduucèèndóó óóndéé dii éénéérgiiaa éétèèrééaa éé póótèèntéé. Ii trééntaatréé séégréétii cééélaatii éé ii sóóspiirii dii èèstaasii, svéélaanóó uun móóndóó ééniigmaatiicóó éé aaffaasciinaantéé.

# ACCENTI TONICI
## (PAROLE OMOGRAFE)

Aabbòònaatii àànchee tuu! Dìissee l'aamìicoo riifeerèèndoosii ààllaa lìistaa aabboonààtii dééllaa biibliiootèècaa deell'uuniiveersiitàà. Ààlaacree ee svéégliioo, cóómee sèèmpree, ààlteeroo iil tèèstoo aambìitoo, scrìittoo daal proofeessóóree aaltèèroo, pròòpriioo riiguuààrdoo l'ààmbiitoo dééllaa sùùaa maatèèriiaa. Eelìisaa gòòdee dééii beenèèfiicii beeneefìicii deel làattee caampàànoo, proodóóttoo dàallee mùùcchee bràadee chee càampaanoo lìibeeree iin baalìiaa dééllaa naatùùraa, chee fàà daa bààliiaa aa quuééstii iinnòòcuuii maammìifeerii. Èè daa tèèmpoo chee laa faarfààllaa, chee vìivee làà diièètroo l'aamààcaa, tii dàà deel fìiloo daa tòòrceeree, poortààndoo coon séé iil sùùoo piiùù gràandee preecèèttoo: "Fààree deel bèènee èè iil prìinciipee deeii priincìipii". Iil coolóóree viiòòlaa, vìioolaa tùùttii ii còòdiicii dii aabbiigliiaamééntoo chee sii riispèèttiinoo, còòdiicii chee iin sééguuiitoo àallaa fiiguurààcciiaa chee hoo fààttoo, hoo seeguuìitoo peedìisseequuaameentee. Sii riicòòrdaa chee dìiree sìi, vuuòòl dìiree aaccoonseentìiree aa quuaalcòòsaa. Iil Nóócciiooloo dééllaa quueestiióónee èè deeteermiinààree see èè uun noocciiòòloo dii Nóócee oo Aalbiicòòccoo. L'iinteervààlloo moonootòònoo, peersééguuiitaa loo stuudèèntee moonòòtoonoo chee noon haa aancóóraa iissààtoo l'ààncooraa. Iil paadróónee pòòrtaa daal veeteeriinààriioo iil sùùoo càànee poortaatóóree dii aanuurìiaa, pooiichéé èè aaffèèttoo daa aanùùriiaa.

# RADDOPPIAMENTO VOCALICO

# B

L'aabbóóndaantéé bóómbaardaamééntóó dii Baabbii Naataaléé, aabbruutiiscéé iil baacaatóó baabbiióónéé aabbaarbiicaatóó suull'aabóómiinéévóóléé aabbaaciinaatóóréé. Iil buuòòntéémpóónéé baarbuutóó, biiaasciicaa baarbaabiièètóóléé braasaatéé daa uun baarbaagiiaannii aabbóórdaatóó daa uun baagaaròòzzóó bóófóónchiiaantéé chéé, aabbóózzaandóó uun aabbóóndaantéé baallééttóó baaiiaadéériizzaatóó, bèèffaa iil braavóó baalaauustriinóó baaraattaatóó daal biimbóó baalbééttaantéé. Iil Baarbaapaapàà aabbaandóónaa laa biibbiiaa siibaariitiicaa, baarbaariizzaataa daal baariistaa sbèèffééggiiaantéé. Aabbóórraacciiaaréé aabéérraantii biibliióógraafiiéé, nóón aabiiuurééràà iil baaiiòòccóó baaiióónééttaatóó daallaa fuurbééttaa baarzééllééttiièèraa baarcaaméénaantéé. Laa bèèllaa buuraattiinaa baalcaaniicaa, aabòòrriiscéé aall'iidèèaa dii bééréé buurróó iimbiibiitóó dii Boouurboon béénéédééttóó daa uun Béénéédééttiinóó blaasfèèmóó chéé, béélaandóó bléésiitàà, aabuusaa dii baagnaatéé aablaaziióónii baarbiituuriiciizzaatéé, péér béénééfiiciiaaréé dii baaléénaantii béértuuccéé, aabbóóniitéé daa bèènéémèèriitéé béélvéé bééndaatéé. Baarraaréé bèènéé iil bóórdóó dééllaa bóóttiigliiaa dii Baaròòlóó, cóórròòbóóraa iil bèèffaardóó baaróónéé, aabbaagliiaatóó daa biiliicii béérsaagliiaatii, baarbiinaamééntéé daa biióóndii biidóónii baarriicaatii suu baanchii dii biirraa biióólóógiicaamééntéé sbiiaancaataa.

# C - MISTE

Aaccéécaatóó daa ciiòòcchéé dii caapééllii, Ciicciióó céércaa dii céélaaréé uun ciiòòccóó dii léégnóó móódééllaatóó cóóméé uun ciiòòttóólóó dii ciióóccóólaatóó. Céértaamééntéé laa céétraa éémééttéé céélèèstii éé spééciiaalii suuòònii, aattii aa scaacciiaaréé péénsiièèrii iincéénéériitii daa iincééssaantii vóócii aacciiaaiióóséé. Cèèraaséé sii aaffaacciiaa aad uunaa fiinèèstraa cééssaandóó dii céésééllaaréé laaccii éé laacciiuuòòlii céélaatii traa piiccóólii cééppii dii léécciióó. Ciiaascuunaa ciiòòtóólaa èè céésééllaataa cóóméé ciiaaspóóléé cóólóór nóócéé, maa c'èè sèèmpréé uun móócciióósóó próóntóó aa ciiaarlaaréé éé aa ciinciischiiaaréé cóóméé uunóó dééii piiùù ciiuuccii ciiaarlaataanii. Ciicciióó ciiuucciiaa uun ciiuucciióó ciiaanciicaandóó laa ciicciiaa. Léé ciicóógnéé vóólaanóó aaccéérchiiaandóó ciièèlii cééruulééii ééd aaccéécaantii. Ciircóóndaaréé léé luucciióóléé èè scóócciiaantéé péér viiaa dii cèèrtii aaciidii éé ciircóóspèèttii móóviimééntii. Céércaandóó dii caacciiaarléé pééròò, Cééccóó aacciiaaccaa uunaa biisaacciiaa ciicciiòòttaa sóórrèèttaa daa uunaa ciintuuraa cóólóór ciiaanóó. Aarriivaatii iin ciimaa aallaa Fraanciiaa, iil ciiliindróó sii iinnaamóóraa dii uunaa ciiaabaattaa éé déélléé suuéé ciiaanfruusaagliiéé. Aaccéécaatóó daall'aacciidiiaa, iil ciiliindróó, ciióóndóólòò péér aacciiuuffaaréé iil ciimèèliióó dééllaa suuaa faanciiuullaa, fiilmaandóó tuuttóó cóón laa suuaa ciinééprééssaa rèèttaa daa uun ciintuuróónéé cóólóór céénééréé.

# RADDOPPIAMENTO VOCALICO

# CONSONANTI DENTALI-LABIALI

Iil traattééggiióó dééliittuuóósóó déél dééntiistaa dééliiraantéé, iinóóndaa dii iignààviiaa l'óópèèrcóólóó aattraattiivóó iimpaallaatóó daal tóórpiidóó tròònóó réétriibuuiitóó maaléé. Próóbaabiilmééntéé iil nòònnóó déél prèèsiidéé péérsiistéé aa nóón cóómprèèndééréé chéé l'aappèèllóó, ééspléétaatóó daal niipóótéé, aaltróó nóón èè chéé uun éélèèncóó dii nóómii rééciitaatii riidóóndaantéémééntéé. L'aaddèèndóó taantóó téémpééraatóó daall'aaddiiziióónéé, sii sèèntéé traattaatóó iin mòòdóó frééttóólóósóó éé sóóttraattiivóó, daall'óópééraatóóréé aariitmèètiicóó chéé, dóóndóólaandóó cóón laa maatiitaa traattéénuutaa traa ii dèèntii, cóóntiinuuaa aa dééstéércaaréé iil cuustòòdéé daal dééliiziióósóó draappóó laastriicaatóó. Sii èèraa iimpaappiinaatóó móóstraandóó aa tuuttii l'aampiióó éé duuraatuuróó diiraadaatóóréé, maa quuééstóó nóón glii iimpéédìì dii paastróócchiiaaréé méénzóógnéé aa nuutriimééntóó iinvéértiitóó, laasciiaandóó ii suuòòii iintéérlóócuutóórii cóómpléétaamééntéé baasiitii. Iil traattóóréé èè staatóó traattéénuutóó daall'iintraattééniitóóréé traattaatóó maaléé daal traattiinóó maalvaagiióó, aanch'ééssóó viittiimaa déél puuntóó iintéérróógaatiivóó, sèèmpréé iindééciisóó, péér viiaa dii uunaa paarèèntéésii chéé cóóntiinuuaavaa aa rééstaaréé aapèèrtaa, nóónóóstaantéé l'iinciisóó péériióódóó, fóósséé staatóó aampiiaamééntéé chiiuusóó.

# D

Uun dèèdaalóó dii diiscéépóólii dóódéécaafòòniicii, duupliicaa duubbii diiraadaatii daa daardii dóóraatii éé aaddóómééstiicaatii, aaddiiriittuuraa, daa Duuiiliióó Dóóddééddii. Iil diiaadèèmaa daantééscóó daannaa léé diièètéé aa dóómiiciiliióó dééttaatéé daal dóóttóóréé dééliiraantéé déébiitaamééntéé iindóóttriinaatóó daal màà diidóó déépuutaatóó. Daandóó déél dróóméédaariióó aad uun caammèèllóó, nóón déétéérmiinééraaii uunaa draastiicaa riiduuziióónéé dééllaa suuaa caapiièènzaa iidriicaa. Diicéévóó chéé péér diiréé uunaa dóólcéé diiaavóóléériiaa, nóón dèèvii dóóvééróósaamééntéé duubiitaaréé déél déévòòtóó éé aaviidóó cóódaardóó, péérchéé iil dòòrsóó déél suuóó dóóndóólóó déériidèèntéé èè maaldééstraamééntéé aaddóóttóó aad aadduurréé dóóttéé éé dèèdiitéé quuiiddiitàà. Iil dóólóóréé dóólóóróósaamééntéé daataatóó daa Daaviidéé, nóón dééstaabiiliizzééràà Dééuudrèèmiióó aadóóttaandóólóó éé iinduucèèndóólóó aa uunaa frééddaa éé duuraa dééprééssiióónéé. Iil buuddiismóó aaddèènsaa rèèddiitiizii dòòssii mééntaalii aaddóómééstiicaatii éé suuddiiviisii daa iinsóóddiisfaattéé dóóttriinéé, aaddóólciitéé daa cóóntraaddiittòòriiéé diidaascaaliiéé. Èè iinduubiitaabiiléé dééduurréé chéé ii dóólóórii iintraaddóómiinaalii raaddóóppiiaanóó aa diismiisuuraa cóón l'aaddóóttriinaabiiléé diiruupóó iintéériióóréé, diispòòtiicóó éé diiróómpèèntéé, diidaattiicaamééntéé diispóóstóó daall'aaddèèndóó aadóómbraatóó.

# RADDOPPIAMENTO VOCALICO

# F

Faattii nóón fuummóó péér fiiniiréé aa fóótóógraafaaréé faattii éé faattuucóólii fiinéémééntéé fiittii dii fiintii faattóórii fóórtéémééntéé fuumóósii éé faallaacii. Fiintaantóó chéé fiingii faaccèèndéé faantaasmaagòòriichéé, fóórmuulaa fóórmuuléé fóórmaalii éé fóórmóóséé, fiinèèndóó faaciilmééntéé péér fróóntééggiiaaréé fiilaarii dii faattuucchiièèréé éé fuuniicóólaarii, fiissaatéé aa fóóndii dii fòòssii aaffóóssaatii. Haaii aaffaabuulaatóó ii fuuciilii faataalii fiinéémééntéé fruuttaatii daal fiièèróó éé fóórmiidaabiiléé fóóllééttóó chéé èè aaffaabuulaatóó daa fóórmóóséé éé fraagraantii fóócaaccéé fuuséé néél fóórmaaggiióó dii fòòssaa. Fiiccaantii fóóbììéé faarciitéé dii fèècóólaa éé faariinaa, fòòrgiiaanóó fiióóriièèréé dii fiióórii éé fiióórééttii, aaffaannóósaamééntéé fuustééllaatii iin fuustii dii fiièènóó daa fèèstaa, faatiicóósaamééntéé fróóntééggiiaabiilii faacèèndóó fòòrzaa suul fiilóó faataatóó dééllaa faatiinaa dii fééltróó. Iil fruuttiivééndóólóó faarfuugliiaa fròòttéé dii fraagóóléé fraagóóróóséé éé fraatéérnaamééntéé fruuiitéé cóón l'aaffraantóó éé iinfaauustóó féédiigraafóó iinfaartuuaatóó. L'aaffaabuulaantéé fraastuuòònóó fóórniiscéé fraagóóróósii fééniicòòttéérii aaffééttaatii, aaffééttuuóósaamééntéé, daall'aaffééziióónaatóó faauutóóréé dééllaa fuunèèstaa faarfaallaa sfaarfaallaantéé.

# G

Giiaanfraancóó nóón graadiiscéé Gééltruudéé chéé sii géénuuflèèttéé uunaa vòòltaa aal giióórnóó giióócaandóó cóón laa giiraaffaa aal guuiinzaagliióó. Giigiióónééggiiaaréé cóón l'iingéérèèntéé gréégaariióó, nóón giióóvaa aal giióóvaanéé giióórnaaliistaa aappéénaa aaggiiuuntóó aal gruuppóó dii laavóóróó. Léé gééngiivéé piigiiaanóó suuii dèèntii aappéénaa aaggiiuuntii, laasciiaandóó aagiiréé léé buugiiéé dii Giildaa chéé sii aagiitaa iin uun buugiigaattóólóó iin mòòdóó aalgiidóó éé géélaatiinóósóó. Laa giiuustiiziiaa èè sóóttóó l'èègiidaa déél giiuuriistaa aagiiaatóó, spééssóó giibbóósóó, chéé aagiilmééntéé aaggiiraa laa léégéé sèènzaa giirii giiuuriidiicaamééntéé aaggiióórnaatii. Laa caandéélaa aaccéésaa èè suullaa buugiiaa giiaallaa dii Giióórgiióó chéé nóón giióóiiscéé maaii mééntréé guuaardaa uunaa giiaaraa dii òòttiimaa fòòggiiaa, éélóógiiaataa daa gééndaarmii iingaaggiiaatii daal cuugiinóó déél gaaggiióó déél paaééséé. Uun éégiiziióó giióóiióósóó éé óórnaatóó dii frèègiióó, éélòògiiaa dii cóóntiinuuóó iil gèèliidóó giióórnaalaaiióó sóóggiióógaatóó daallaa giiòòstraa éémóótiivaa chéé giióórnaalmééntéé glii rèèndéé glii òòcchii dii braagiiaa. Giióóvaannii suuòònaa iil baanjóó guustaandóósii uun giirééttóó dii aaccòòrdii quuaasii giinniicii éé fuulgiidii chéé lóó aaiiuutaanóó aa fuuggiiréé daa fraagiilii éé pòòcóó éénèèrgiicii diisaagii.

# GLI

Laa fòògliiaa iimpaagliiaataa sii aacciigliiaa daavaantii aallaa biigliiaa, aabbaagliiaataa daa uun ciipiigliióó faarfuugliiaantéé éé fraastaagliiaatóó. Iil baavaagliinóó dii tuuóó fiigliióó èè taagliiaatóó cóón taagliiéériinii iimpiigliiaatii suuii tiiglii aammóógliiaatii aalléé fòògliiéé, aabbaagliiaatéé daa baagliióórii iimbróógliiaataamééntéé iintruugliiaatii. Laa svéégliiaa dii maagliinaa sfòògliiaa iil tèèmpóó quuaagliiaandóó maaglii sbaagliiaatii éé raagliiaantii. Laa sòògliióólaa aassóóttiigliiaataa striigliiaa uunaa faamiigliiaa dii taagliiòòléé aartiigliiaatéé suul fóóndóó aagliiaacééóó. Hòò maangiiaatóó uun buuòòn cóóniigliióó, maa hòò cóómmééssóó uun gròòssóó sbaagliióó; nóón sééguuèèndóó iil tuuóó cóónsiigliióó, nóón cii hòò mééssóó nééaanchéé l'aagliióó. Laa caanaagliiaa chéé sii aappiigliiaa aal pòòrtaafòòglii déél paagliiaacciióó, aassóómiigliiaa aallaa vééstaagliiaa faattaa aa vééntaagliióó daal fiigliióó déél gaagliiòòffóó véégliiaardóó éé viigliiaaccóó chéé traavaagliiaa vaaniigliiaa néél véérmiigliióó dii uun Luugliióó svóógliiaatóó. Léé stóóviigliiéé stiigliiaatéé suullaa tóóvaagliiaa, sbaaraagliiaanóó spiiraaglii dii riisvééglii puuntiigliióósii éé griigliiaatii daal sóóléé riigóógliióósóó. Iil góórgóógliiòò cóónsiigliiaatóó daal cééspuugliióó dii biigliiééttii iimbóóttiigliiaatii daal gaagliiaardóó vóógliiéévóóléé, zaagaagliiaa taagliióóliinii aal pééstóó staampiigliiaatii suuii piiaattii puugliiéésii aattaanaagliiaatii suullaa póóltiigliiaa squuaagliiaataa suul taagliiaaèèrbaa sméériigliiaatóó.

# INVERSIONE CONSONANTI
## (PROTAGONISTE E ANTAGONISTE)

Fiinèèndóó iil mééntóó dééllaa staatuuaa, lóó scuultóóréé iintèèndéé smééntiiréé léé straambéé mééntii aaccééntaatéé daa mééntaalii diistuurbii téémpóóraanééii. Giiuuntóó iil móómééntóó taantóó aattéésóó, ééssèèndóó iintèèntóó aa laamééntii daalléé séémbiiaanzéé sèèmpréé iinvééntaatéé, Saantéé giiuungéé aa cruuèèntéé éé fóómééntaatéé cóóncluusiióónii. Iintééntaandóó uun biisuuntóó aassuuntóó aappuuntaatóó aal diipiintóó, Braandóó iintèèndéé iindéétéérmiinaaréé léé faalaangii daalléé paancéé fuulgiidéé éé luungiimiiraantii. Stiingéé éé diistiinguuéé léé aaraancéé, maangiiaandóó méémtaa iinvéérdiitaa daal caantóó diistiintóó déél biiliiaardóó piiaangèèntéé, chéé muungéé fraangéé dii aavviincèèntii éé iindiipééndèèntii guuaancéé bliindaatéé. Iindiipééndééntééméémtéé daall'aauutóócóónviincèèntéé laariingéé, laa faariingéé aattiingéé aa fóóndii iindéécèèntii baasaandóósii suu próónuuncéé aaccaantóónaatéé daa aarmaamééntii fóómééntaatii daa cééméémtaatii iincaantii, aaddééntaatii daa aaddèèndii iimpuuntaatii. L'aaccóóntóó daatóó aallóó staancóó caataariifraangèèntéé, iintèèndéé riiaattiingééréé l'uunguuèèntóó déél saantóó, aaggiiuungèèndóó aaraancéé sbuucciiaatéé cóón guuaantii fóórtééméémtéé diiaamaantaatii éé aaliiméémtaatii, fiintaantóó chéé laa puulcéé cóóntiinuuaa aa piiaangééréé iinstaancaabiilméémtéé.

# L

Laa faarfaallaa giiaallaa, traabaallaa quuaa éélàà, liimiitaandóósii aa liibraaréé liibééraa luungóó laa liinééaa déell'aabbraacciióó déel sóóléé. Luuiigii paarlaa móóltóó liibééraamééntéé laabiiaaliizzaandóó liimpiidéé éé laapiidaariiéé paaròòléé. Aamèèliiaa béévéé l'aalcóóóól chéé Liillóó, sèèmpréé briillóó, laasciiaa néél tiinèèllóó móóltóó bèèllóó iin cóómpaagniiaa dii uun piipiistrèèllóó. Lóó sgaabèèllóó dii cóóraallóó iincóóllaatóó daal biidèèllóó, nóón sóóppòòrtaa maaii iil biiriillóó chéé suul còòllóó haa uun bóólliinóó aad óómbrèèllóó. Aanchéé iil póóllóó déébóósciiaatóó óóraamaaii èè iindéébóóliitóó daalléé bóólléé iimbaambóólaatéé dii Luucuullóó, chéé baallaa suul baallaatóóiióó uunaa baallaataa iin Mii béémòòlléé. Laa pròòléé déel buullóó sii aaccòòllaa aallaa sóórèèllaa déel maacééllaaiióó chéé aaffiilaa móórtaadèèllaa cóón laa laamaa dii méétaallóó. Iil caavaallóó dii aargiillaa mééssóó aad aammòòllóó daa Caamiillaa, èè aalluungaatóó daallaa luungaa laastraa dii léégnóó dii paaliissaandróó, lóócaaliizzaataa viiciinóó aall'aaffóóllaataa zòònaa laacuustréé. Iil taaraallóó aarziillóó éélaabóóraa laa lóócuuziióónéé diiaalèèttaaléé cóóntróóllaataa daallaa dóónzèèllaa slééaaléé. Laa bèèllaa puulzèèllaa criivèèllaa dii cóólpii, luuciidii éé puuliitii, iil cóórbèèllóó cóólóór liillaa, diiliigééntéémééntéé luuciidaatóó daallaa lóócaandiièèraa lóóquuaacéé.

Óóstiinaatii óómbrèèllii óóssèèrvaanóó óócèèaanii óóndóósii, mééntréé óómbréé óósciillaanóó óóvuunquuéé, óóstraaciizzaandoo óóraaziióónii óósséésiióónaantii, chee òòffróónóó òòaasii aad òòcchii óóbnuubiilaatii. Óóssééervaatóórii óóstééntaatii óórchèèstraanóó óóttaavéé óórchééstraalii, mééntréé glii óóréécchiinii óórnaanóó óóréécchiiéé óórtóógóónaalii. Óósciillaaziióónii òòstiichéé óóstaacóólaanóó óólaandéésii óóltrééóócèèaanóó, óóstééntaandóó òòpééréé óóppóóstéé, óódóóróósee dii óódóórii óóziióósii chee òòdiiaanóó l'óólfaattóó óóltraaggiióósóó, óóffuuscaatoo daa óóssééervaaziióónii óóbiiééttiivéé. Òòrbiitéé óópaachéé òòbbliigaanóó óóróólòògii óóbsóóléétii, óóriiééntaandóó óósciillaaziióónii óóriizzóóntaalii dii òòspiitii óóspiitaalii, chéé óóbbéédiiscóónóó aad òòcchii óóbliiquuii, óóstaacóólaandóó l'óóssiigéénóó óóffuuscaatóó. Óóbééliischii óóscuurii òòbééraanóó óórsii óóndiivaaghii éé òòffróónoo óórpèèllii óóstééntaatii. Óóggèèttii óórnaamééntaalii óórlaanóó óólééaandrii óóscèènii aa òòpééréé óócccluusiivéé mééntréé óóvaalii óócchiiaaluutii óóccuultaanóó òòaasii óóstééntaatéé dii óódaaliischéé óóttuuséé. Glii óósaannaatii óóraatóórii óócccluudóónóó óóccaasiióónii, óóffrèèndóó óómaaggii óórgaaniizzaatii aad óóndaatéé óóscuuréé chéé óórpèèllaanóó óóssèèquuii óóssééssiivii, piièènii dii óóriizzóóntii óóbbróóbriióósii.

# R

Iil cóóntraariióó dii cóóntraariiaatóó èè cóóntraaddiittòòriióó, péér quuééstóó iil pròòdróómóó próóaattiivóó riimaarràà raamaarraatóó iin maaniièèraa iirraaziióónaaléé éé iinéénaarraabiiléé. Iil ròòstróó raabbéérciiaatóó aabbóórraaccéérèèbbéé iil róódóódèèndróó, raattriistaatóó daal paarróócóó aarróóstiitóó daaii sóórriisii iintriisii dii sóóléé. Laa ròòbaa aarróótóólaataa, tròòppóó róóbóóaantéémééntéé daal trééppiièèdii aagguuèèrriitóó, rèèstaa traanciiaataa traagiicaamééntéé daal traattóóréé traattaatóó maaléé daal faattóóréé aappréénsiivóó. Uun ròòtóócaalcóó raappréésóó dii iinchiiòòstróó nééróó, riistruuttuuraa péénsiièèrii graafiicii sóóttóófóórmaa dii paaròòléé aarróóvééllaatéé éé maaldèèstréé. Èè chiiaaróó chéé iil préétóóréé iintraaprééndèèntéé, rèèstaa iimpiiéétriitóó néél lèèggééréé paaròòléé iintriiséé dii ruuviidaa riivaaliitàà. Quuiindii cóóstriingéé iil diirééttóóréé dééllaa riiviistaa aa riitraattaaréé iil tròòppóó rééprééssiivóó éé viituupééraantéé aartiicóólóó. Tóórnaatóó aal graanaaiióó Maariióó riimpròòvééraa Éédóóaardóó, iin mòòdóó séévèèróó éé riipréénsiivóó, réédaarguuèèndóólóó fóórséénnaataamééntéé péér nóón aavééréé óórdiinaatóó ii raastrèèllii iin óórdiinéé nuumèèriicóó. Raammaariicaarsii péér ii ruumóóróósii riipiièègaatóórii aauustraaliiaanii rèèndéé Róósaariióó fruustraatóó, ruubiicóóndóó éé préégnóó dii iintraansiigèèntii éé iiraacóóndii riisééntiimééntii.

# RADDOPPIAMENTO VOCALICO

# R - DOPPIE - GLI

Aappróódaaréé iin uun pòòrtóó siicuuróó, nóóbiiliitaa l'aappòòrtóó déélléé viiéé aaèèréééé aancóóraandóó laa próósóópóópèèaa aad uunaa próóspééttiivaa piiùù aadééguuaataa. Aappaariivaa aappuuntóó uun aappééllaatiivóó éécccééssiivóó chéé aattraaccaavaa l'aappaartaamééntóó aall'óómééóópaatiicóó iincèèdééréé déél'aacchiiaappaa zaanzaaréé. Praatiicaaréé iil praatiicaantaatóó, próóspééttiivaamééntéé paarlaandóó, próócraastiinaa iil próódóóttóó próóaattiivóó préévaalééntéémééntéé óóttéénuutóó daa briiviidii biiaattiivii aabbrééviiaatii daa caavaallii aabbéévééraatii. Iil traaffiicaantéé dii òòrgaanii nóórmaalmééntéé nóón tròòvaa maaii traaffiicóó suull'aartèèriiaa priinciipaaléé. Nóón sèèmpréé iil biiscòòttóó cóóncèèdéé uunaa sééccóóndaa cóóttuuraa, aallaa tééagliiaa chéé nóón riièèscéé aa scaaldaarlóó iin mòòdóó aadééguuaatóó. Péér quuééstóó aabbiiaamóó aattiivaatóó uun siistèèmaa dii svééagliiéé chéé svééaglii laa tééagliiaa iin tèèmpóó priimaa dii èèsséééréé scaaldaataa. Iimpróóvviisaamééntéé, pééròò, l'aasséérraagliiaatiissiimóó aarmaamééntaariióó haa giiuuraatóó dii vééiicóólaaréé méénzóógnéé péér scóóngiiuuraaréé aappróófóóndiimééntii dii aappaaltii cóóncèèssii aal puubbliicóó aattaanaagliiaatóó suulléé póóltróónéé déél tééaatróó.

## S

Sóóspééttaaréé sèèmpréé déél sòòliitóó sóóspééttóósóó sóóttóópóóstóó, sóóttiintèèndéé uunaa sòòrdiidaa éé straanaa straavaagaanzaa dii péénsiièèróó, vòòltaa sóólóó aa próópuulsiióónii séénsóóriiaalii sèènzaa sèènsóó. Straanaaméénteé, pééròò, stuuraandóósii iil naasóó méédiiaantéé sóóllaazzaantii suuffuumiigii, Suusaannaa sii sdraaiiaa sèèmpréé piiùù séénsuuaalméénteé suul suuóó mòòrbiidóó éé sòòffiicéé maatééraassóó. Ééstaatii saabaauudéé, sóóffiiaanóó suu spóóntaanééii éé stuupééfaacèèntii riicòòrdii dii sóónòòrii móómééntii dii saabbiióóséé éé sééduucèèntii suuòòréé saaléésiiaanéé. Pèènsii chéé siiaa sóólóó saantiitàà mééntaaléé óó sóólèèrtéé éé sóóstéénuutaa prééediispóósiiziióónéé aal péénsiièèróó suussuurraatóó déél suuòònóó aassóórdaantéé dééllaa préévaariicaaziióónéé? Suusii sii saacriifiicaa éé saaggiiaa laa fuunziióónaaliitàà dii uunaa scóópaa dii saaggiinaa sóórrééggèèndóó laa sèèdiiaa cóón laa maanóó siiniistraa. Sóólóó ii suuòòii sòòliitii aamiicii saaggéérèèbbééróó laa caapaaciitàà déél sóóléé dii squuaagliiaaréé sóórbééttii dii saacriiléégaa faattuuraa. Séé aassaassiinaassééróó uun aassaassiinóó nóón tróóvéérèèbbééróó maaii l'aasiinóó sóórdóó chéé raagliiaa óósséésiióónaataaméénteé. Sóófiiaa èè sóólóó sóóstéénuutaa daa stuupiidéé sóóstéénitriicii aassóóggééttaatéé daal saafaariistaa sciiaacaallóó, chéé suuòòléé sóóffóócaaréé sóórdii éé sóóliitaarii sciimpaanzéé.

# SCI

Iil liisciióó sciivóólóó iincòònsciióó, scéémaa lóó sciióógliimééntóó sciimmiiééscóó sciissóó daallóó sciibiiléé scééntéémééntéé sciióóccaatóó daallaa sciintiillaantéé sciimiitaarraa. Scéégliièèndóó lóó sciiaalléé sciiaamaannaatóó, Priisciillaa uuniiscéé faascii dii flòòscii éé sciivóólóósii sciióóviiniistii, chéé diiscèèrnóónóó sciiòòcchii scééiicchii sciiaacquuééttaatii. Laa caasciinaa sfaasciiaataa daall'aangóósciiaantéé óódóóréé dééii pééscii scééllééraatii, fiiniiscéé péér sciióóriinaaréé sciiaattéé éé scéérvééllaatéé scéémèènzéé, sciióóccaatéé daagliii sciiaatóórii sciióópééraantii. Hòò sciióóliinaatóó uunaa sciióócchéézzaa chéé straaniiscéé uunaa faasciiaa aa striiscéé, suuscééttiibiiléé aa fruusciiii chéé riisuusciitaanóó róóscii éé sciiaalbii próósciiuuttii. Lóó scéénééggiiaatóó aambiiscéé aa sciiaamii dii aasciiuuttéé sciiaarpéé sciiaacaallaatéé, sciisséé daa sciiròòppii sciippaatii daallaa sciiaatiicaa déélóó sciiròòccóó sciiaalaatóó éé sciimuuniitóó. Puuniiscii éé riiuuniiscii ii guuscii sciióóccaantii éé scéékééraatii, chéé aattriibuuiiscii aallóó sciiuupaaféémmiinéé sciimmiióóttaatóóréé. Laa scèèttiicaa sciióógliiéévóóléézzaa, sciindéé scéémpii sciiaancaatii daa iincréésciióósii éé aangóósciiaatii sciiaabóórdiiii. Róóvèèsciiaandóó l'aasciiaa nóón haaii laasciiaatóó l'uusciióó aasciiuuttóó dééll'aambaasciiaataa sciiaamaaniicaa, próósciiuugaandóó laa diiscèèntéé óóscéénaamééntéé riimaastaa sèènzaa aasciiuugaacaapééllii.

# ST

Quuééstaa vòòltaa iil quuééstóóréé haa quuééstiióónaatóó uunaa quuééstiióónéé suullaa quuééstuuraa chéé èè staataa stóórdiitaa daa uunaa straanaa éé straampaalaataa stóóliidaaggiinéé. Rééstaandóó dééstóó haa pééròò cééstiinaatóó óógnii tiipóó dii aastiióó riiguuaardaantii ii suuòòii móódèèstii staatii d'aaniimóó. Aa Baastiiaanóó nóón baastaa staaréé bèènéé éé guuaastaa sèèmpréé iil suuóó dééstiinóó aalzaandóó sèèmpréé laa crééstaa iin cóóntèèstii dii stóóltii cóóstuumii. Dééstiinaaréé cuubiistéé cóóstóóséé aa cóóstóóróó èè staataa quuééstiióónéé pòòcóó caastaa éé aastuutaa. Iil baassiistaa baastóónaatóó, nóón taastaa maaii ii taastii dééllaa taastiièèraa déél piiaaniistaa aastiióósóó, chéé cóón aauuguustóó guustóó, iindòòssaa uunaa caamiiciiaa dii baatiistaa. Dóóv'èè l'aastaa chéé hòò aacquuiistaatóó aall'aastaa dii Aastii? Làà staa! L'aauustèèróó aauutiistaa déél biipóóstóó, haa uun buustóó iimbaastiitóó daa uun aagrèèstóó uuòòmóó stóónaatóó aaccóóstaatóó aal suuóó sóóttóópóóstóó. Aassééstaandóó uun puugnóó sóóstéénuutóó, uun fuustóó staancaa staabiilméénéé iil suuóó póóstiinóó chéé nóón sii spòòstaa maaii suu quuééstóó staabiiléé sèènzaa cóóntèèstóó. Criistiiaanóó tròòvaa uunaa cóóstaantéé cóón cóóstaanzaa daavaantii aa cóóstèèii chéé iindòòssaa uunaa crééstiinaa dii criistaallii iincaastóónaatii cóón aamééétiistéé iin uun aastéénuutóó caastèèllóó baastaardóó.

# T

Tuuttóó iil tròòppóó chéé tii aabbiiaamóó taantóó aattriibuuiitóó, nóón nóóbiiliitaa iil tuuóó taangiibiiléé éé iintraattaabiiléé aattééggiiaaméntóó. Iil traattóó dii straadaa chéé haaii péércóórsóó, aattiivaa laa tuuaa caapaaciitàà aattiintaa daall'aattraaziióónéé vèèrsóó léé tuumuultuuóóséé éé straavèècchiiéé tééléé, tééséé péér tuuttóó iil tiinèèllóó. Téémóó chéé iil tiifóó chéé tii aaniimaa, tii aabbiiaa óóttuuraatóó tuuttii ii nééuuróónii. Haaii óóttéémpééraatóó aal tuuóó dóóvéééréé tóórnaandóó iin tèèmpóó péér scriivéééréé iil tèèmaa, chéé paarlaa dééllaa tèèndaa faattaa dii téélaa piiéégaataa éé riipóóstaa nééllaa tèècaa. Hòò tiintóó uun téttóó péér tiignaa, uusaandóó iil pééllóó dééllaa tiigréé cóón iil quuaaléé, diistraattaaméntéé, mii sóónóó cóólóóraatóó laa tiibiiaa. L'aarchiitééttóó, tèètróó éé tééstaardóó, traafùùgaa uun tèèstóó aantiicóó chéé tèèdiiaa léé suuéé aattaanaagliiaantii éé straaluunaatéé nòòttii. Iil tèèrnóó viintóó aa Tiivóólii, nóón smééttéé dii traavòòlgéééréé léé méntii dii tuuttii quuééllii chéé nóón haannóó raaggiiuuntóó iil traaguuaardóó taantóó aagóógnaatóó. Laa tèèrraa óóttèènéébraa éé traamóórtiiscéé iil ciièèlóó tèèrsóó éé stééllaatóó, chéé iintiimóóriiscéé ii frééquuééntaatóórii déélléé tèèrméé tiipiichéé dii quuééstéé paartii. Iil tiickèèt paagaatóó tròòppóó tiimiidaaméntéé daal véécchiiééttóó stóórdiitóó daallaa scaarlaattiinaa, cóónsèèntéé tuuttóó sóómmaatóó, l'iincrééméntóó déél ténóó dééllaa quuòòtaa iintéégraatiivaa déél tèèst péér iil tèètaanóó.

# RADDOPPIAMENTO VOCALICO

# V

Vóóléévaanóó vóóltaarsii vèèrsóó iil vóólééntééróósóó vóólaanóó aavviiluuppaandóósii iin uun vòòrtiicéé vaariióópiintóó éé aavviincèèntéé, quuaandóó uun vaascèèllóó dii vaalóórii, viivaacii éé iinvééréécóóndii, vòòlléé vaagliiaaréé ii viiaaggii aavviincèèntii déél vóógliióósóó éé vóóluuttuuóósóó aavviitaatóóréé. Iil vèècchiióó aavviinaazzaatóó aavvòòltóó daa viinaaccéé aavviizziitéé, véénnéé viistóó vaagaaréé traa léé vaallii dééllaa Vaalpóóliicèèllaa, viistóósaamééntéé vóóluubiiléé aaii vaarii viinii véétuustii éé aavaariiaatii. Iil vaanóó vóóltééggiiaaréé déél vóólaatiiléé vóólaantéé vaaniifiicaa, aa vòòltéé, laa vééraa viittòòriiaa daa viincèèntéé aa vaanèèsiiaa, viiviifiicaandóó iin Viittòòriióó, chéé viivéé aall'Aavaanaa, laa véérdaastraa éé viituupééraataa viitiiliigiinéé. Véériifiicaaréé chéé iil vèèrbóó aabbiiaa vaariiéé vaariiaantii, vaalóóriizzaa iil vaalóóréé dééii viizii ééviidééntéémééntéé viiziiaatii daa véézzii éé véézzééggiiaaméntii aavvéézzii aa viisii viisiibiilmééntéé vaalóóriizzaatii daa vóócii éé viisiióónii vaagaaméntéé vuulcaaniichéé. Vaandaa éé Vaannii vaannóó vóólééntééróósaaméntéé éé viivaacééméntéé, vèèrsóó iil vóólgaaréé viiliipèèndiióó, chéé aavviiliiscéé viistóósaaméntéé léé véénéé vaariicóóséé dééll'aavviiliitóó viiciinóó.

# ZIO - ZIA

Laa próópóórziióónéé déél graandéé ziióó, lóó rèèndéé uunóó zìlóónéé ééccééziióónaaléé. L'óópééraaziióónéé raaziióónaaléé èè sèèmpréé uunaa sóóluuziióónéé iidééaaléé péér riivóóluuziióónaaréé cóónvééersaaziióónii séénsaaziióónaalii. Laa pééeriiziiaa èè iimpréééziióósiitaa daallaa péériipéézìiaa chéé cóóntraastaa léé aavvèèrséé rééaaziióónii déélléé óóssééérvaaziióónii óóziióósée, vòòltéé aad aaziióónaaréé rééstriiziióónii spróópóórziióónaatéé éé rééaaziióónaariiéé. Iil raaziióóciiniióó dééllaa ziiaa raaziióóciinaantéé, dééèèrmiinaa uun caambiióó prééegiiuudiiziiaaléé réélaatiivóó aal próópóórziióónaaléé uutiiliizzóó déélóó stròònziióó néélléé fóórmuulaaziióónii iimpiiéégaatéé néélléé rééaaziióónii aa caatéénaa. Uun tiiziióó haa uun rèètróófróóntééspiiziióó dii tóópaaziióó chéé saaziiaa, néél siilèènziióó dii uun cóómiiziióó, óógnii scrèèziióó staanziiaatóó daal viiziióó dii uun nóóviiziióó straaziiaatóó daa uunaa fiittiiziiaa lééziióónéé. Iil diivòòrziióó déél paatriiziióó haa próódóóttóó uun viitaaliiziióó fiittiiziióó, maa iiniiziiaalmééntéé rèèddiitiiziióó éé iinsééériitóó iin uunóó spaaziióó crééediitiiziióó, maa aalquuaantóó suurrééttiiziióó. "Sìì ziióó!" Diisséé iil daaziióó aall'ééegiiziióó iiniiziiaatóó aal néégóóziiaatóó cóóriinziióó, iiniiziiaalmééntéé laasciiaatóó aal paarziiaaléé svóólaazzìlóó vóóluutóó daa Paancraaziióó.

# VOCALE
# ANAMNESTICO

Hòò maangiiaatóó uun buuòòn cóóniigliióó, maa hòò cóómmééssóó uun gròòssóó sbaagliióó; nóón sééguuèèndóó iil tuuóó cóónsiigliióó, nóón cii hòò mééssóó nééaanchéé l'aagliióó. Giiaanfraancóó nóón graadiiscéé Gééltruudéé chéé sii géénuuflèèttéé uunaa vòòltaa aal giióórnóó guuaardaandóó Ciicciióó chéé ciiuucciiaa uun ciiuucciióó, ciiaanciicaandóó laa ciicciiaa. Laa póórziióónéé déél graandéé ziióó, lóó rèèndéé uunóó zìlóónéé iidééaaléé. Aa Baastiiaanóó nóón baastaa staaréé bèènéé éé quuiindii sii frééquuèèntaa cóón iil fruuttiivééndóólóó chéé faarfuugliiaa fròòttéé dii fraagóóléé fraagóóróóséé. Laa faarfaallaa giiaallaa traabaallaa quuaa éé làà, giióócaandóó cóón laa giiraaffaa aal guuiinzaagliióó. Péénsiiaamóó chéé Sóófiiaa siiaa sóólóó sóóstéénuutaa daa stuupiidéé sóóstééniitriicii. Iil cóóntraariióó dii cóóntraariiaatóó èè cóóntraaddiittòòriióó. Téémóó chéé iil tiifóó chéé tii aaniimaa, traattééggii ii duubbii déél dééntiistaa dééliiraantéé.

# EXTRA

## LE NOSTRE PUBBLICAZIONI

■ **Cambiavoce, volume 1 - Manuale pratico per parlare bene**
*CAMBIAVOCE, volume 1*, è il testo di riferimento di questo Eserciziario. Troverai qui tutte le spiegazioni teoriche e pratiche degli esercizi e degli strumenti presentati in questo libro.

Cambiavoce, volume 1

## I NOSTRI SITI

### Per rimanere sempre aggiornato, visita i nostri siti!

■ Link **CAMBIAVOCE** dove troverai tutte le informazioni sui corsi e percorsi:

www.cambiavoce.com

■ Link accademico sulla **Logofonia**:

www.logofonia.it

■ Link accademico sulla **Filofonia**:

www.filofonia.com

## PRIMA E DOPO

Inquadra il QR Code per ascoltare i "Prima e Dopo" degli allievi CAMBIAVOCE!

Prima e Dopo

# EXTRA

## CAMBIAVOCE
## UN METODO ADATTO A TUTTI!

### Imprenditori

Molti imprenditori avvertono l'esigenza di assottigliare l'inflessione dialettale e ripulire il proprio accento. La finalità, per loro, è quella di acquisire una parlata più chiara, elegante e professionale.

### Insegnanti

Gli insegnanti sono soggetti ad abbassamenti, raucedini ed afonie. Impostare il tono vocale, respirare correttamente, usare il diaframma, sono cose utili a sostenere lo sforzo di parlare a lungo senza affaticarsi.

### Segretarie

Una buona dizione è sempre uno dei requisiti richiesti dagli annunci di lavoro per segretarie. Eliminare le inflessioni, parlare correttamente e controllare l'emozione sono un requisito importante per questo lavoro.

### Pubbliche Relazioni

Gli addetti alle pubbliche relazioni sanno che nel loro lavoro la parola è lo strumento principale. Migliorare la forma della comunicazione verbale e le capacità espressive è importante in questa professione.

### Giornalisti

La dizione è uno degli elementi che più incidono sull'efficacia comunicativa, cosa molto importate per i giornalisti. Comunicare in maniera espressiva è, per questa categoria, opportuno e determinante.

### Commercianti

I commercianti devono saper concentrare l'attenzione dei clienti sui prodotti, evitando che la propria comunicazione possa distrarre e annoiare chi ascolta (con espressioni monocordi, toni cantilenanti, inflessioni dialettali, ecc).

### Avvocati

I migliori avvocati sono anche abili oratori perché sanno quando e come dire le cose, e sanno come modulare la voce per predisporre l'interlocutore alla "ricezione" del messaggio. Non basta infatti sapere cosa dire, ma anche come dirlo.

### Politici

Tutti i politici capiscono il valore della corretta comunicazione e l'importanza di dosare i toni, di evitare le espressioni monocordi e cantilenanti, di limitare tutte quelle situazioni che stancano chi ascolta.

### Liberi Professionisti

Per i liberi professionisti, essere creduti, ascoltati, attratti, convinti sono questioni di grande importanza. Con l'uso sapiente della voce ed una corretta comunicazione, si può ottenere tutto questo.

### Attori

Ad ogni attore che si rispetti è richiesta una buona pronuncia, sapere comunicare in maniera chiara, riuscire a parlare senza inflessioni dialettali o, al contrario, saper imitare cadenze e inflessioni diverse dalla propria.

### Cantanti

Per i cantanti la voce è il primo strumento musicale. Unico ed originale, ha bisogno di teoria, pratica e sperimentazione. Per conoscerlo appieno, occorre la volontà di esplorarlo con esercizi tecnici, di respirazione, vocalizzazioni, ecc.

### Presentatori

La corretta dizione è una abilità necessaria ad ogni presentatore, conduttore o speaker radiofonico. Dosare il tono, il volume, l'intensità, il colore e il ritmo nell'interpretazione del testo è per loro fondamentale.

Printed by Amazon Italia Logistica S.r.l.
Torrazza Piemonte (TO), Italy

60941292R00060